Kohlhammer

Die Autorin

Nadine Lexa, MAS Palliative Care, Gesundheits- und Krankenpflegerin, zertifizierte Verfahrenspflegerin nach dem Werdenfelser Weg, Dozentin, Lehrbeauftragte, Moderatorin »Palliative Praxis«, Auditorin für Palliativstationen, Fachautorin und -journalistin und Herausgeberin einer Palliative Care Buchreihe.

Nadine Lexa

Palliativpflege

Versorgung von Menschen
am Lebensende

2. erweiterte und überarbeitete Auflage

Verlag W. Kohlhammer

Dieses Werk einschließlich aller seiner Teile ist urheberrechtlich geschützt. Jede Verwendung außerhalb der engen Grenzen des Urheberrechts ist ohne Zustimmung des Verlags unzulässig und strafbar. Das gilt insbesondere für Vervielfältigungen, Übersetzungen und für die Einspeicherung und Verarbeitung in elektronischen Systemen. Pharmakologische Daten verändern sich ständig. Verlag und Autoren tragen dafür Sorge, dass alle gemachten Angaben dem derzeitigen Wissensstand entsprechen. Eine Haftung hierfür kann jedoch nicht übernommen werden. Es empfiehlt sich, die Angaben anhand des Beipackzettels und der entsprechenden Fachinformationen zu überprüfen. Aufgrund der Auswahl häufig angewendeter Arzneimittel besteht kein Anspruch auf Vollständigkeit. Die Wiedergabe von Warenbezeichnungen, Handelsnamen und sonstigen Kennzeichen berechtigt nicht zu der Annahme, dass diese frei benutzt werden dürfen. Vielmehr kann es sich auch dann um eingetragene Warenzeichen oder sonstige geschützte Kennzeichen handeln, wenn sie nicht eigens als solche gekennzeichnet sind. Es konnten nicht alle Rechtsinhaber von Abbildungen ermittelt werden. Sollte dem Verlag gegenüber der Nachweis der Rechtsinhaberschaft geführt werden, wird das branchenübliche Honorar nachträglich gezahlt. Dieses Werk enthält Hinweise/Links zu externen Websites Dritter, auf deren Inhalt der Verlag keinen Einfluss hat und die der Haftung der jeweiligen Seitenanbieter oder -betreiber unterliegen. Zum Zeitpunkt der Verlinkung wurden die externen Websites auf mögliche Rechtsverstöße überprüft und dabei keine Rechtsverletzung festgestellt. Ohne konkrete Hinweise auf eine solche Rechtsverletzung ist eine permanente inhaltliche Kontrolle der verlinkten Seiten nicht zumutbar. Sollten jedoch Rechtsverletzungen bekannt werden, werden die betroffenen externen Links soweit möglich unverzüglich entfernt.

2. Auflage 2019
Die Erste Auflage erschien unter dem Titel »Pflege von Palliativpatienten« (2013).

Alle Rechte vorbehalten
© W. Kohlhammer GmbH, Stuttgart
Gesamtherstellung: W. Kohlhammer GmbH, Heßbrühlstr. 69, 70565 Stuttgart
produktsicherheit@kohlhammer.de

Print:
ISBN 978-3-17-035573-5

E-Book-Formate:
pdf: ISBN 978-3-17-035574-3
epub: ISBN 978-3-17-035575-0
mobi: ISBN 978-3-17-035576-7

Geleitwort von Bundesminister für Gesundheit und Pflege Jens Spahn

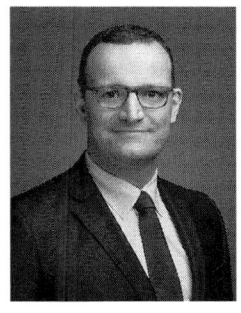

© BMG/Maximilian König

Die Erkenntnis, dass auch medizinischer Fortschritt an Grenzen stößt, ist dann besonders schwer erträglich, wenn ein Mensch gesagt bekommt: »Alle Therapiemöglichkeiten sind ausgeschöpft.« Gerade davor haben wir doch alle Angst: Vor dem Sterben mit einer nicht mehr heilbaren Krankheit, vor quälenden Schmerzen, vor einer langen Phase der Hilflosigkeit und Hilfebedürftigkeit.

Wichtig zu wissen, dass es eben auch dann Hilfen gibt: Durch Palliativmedizin, durch Palliativpflege und durch hospizliche Begleitung, durch Menschen, die mit viel Erfahrung, Qualifizierung und großer Hingabe alles dafür tun, dass das Lebensende nicht vor allem Ende, sondern eben auch immer noch Leben bedeutet.

Diese Fähigkeiten, um die es auch in diesem Buch geht, wollen wir als Teil unserer Gesundheitsversorgung an möglichst vielen Orten erreichbar werden lassen. Schließlich tragen all diejenigen, die es sich zur Aufgabe gemacht haben, Menschen an ihrem Lebensende zu begleiten, dazu bei, den Schutz der Würde, den unser Grundgesetz auch im Moment größter Hilfebedürftigkeit verspricht, Wirklichkeit werden zu lassen.

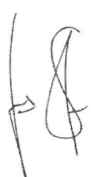

Bundesminister für Gesundheit und Pflege Jens Spahn,
Berlin, September 2019

Inhalt

Geleitwort von Bundesminister für Gesundheit
und Pflege Jens Spahn 5

Einleitung 11

1   Palliative Care – Was ist das? 12

2   Herausforderungen in der palliativen Pflege 14

3   **Dyspnoe** 16
         3.1   Umgang mit dem Symptom Dyspnoe 18
         3.2   Ziele in Bezug auf Dyspnoe 22
         3.3   Ursachen von Dyspnoe 24
         3.4   Kriterien zur Beurteilung von Dyspnoe ... 25
         3.5   Medizinisch-pflegerische Maßnahmen 26

4   **Lymphödem** 31
         4.1   Umgang mit dem Symptom Lymphödem 32
         4.2   Ziele in Bezug auf ein Lymphödem 34
         4.3   Ursachen eines Lymphödems 36
         4.4   Maßnahmen zur Behandlung eines
                 Lymphödems.......................... 36

5   **Mundpflege am Ende des Lebens** 41
         5.1   Umgang mit der Mundpflege 42
         5.2   Ziele der Mundpflege 45
         5.3   Erkrankungen des Mund- und Rachen-
                 raums 47
         5.4   Allgemeine Anamnese 47

	5.5	Maßnahmen bei Mundtrockenheit	49
	5.6	Maßnahmen bei Mundgeruch	53
	5.7	Maßnahmen bei schmerzhaftem Mund . . .	54
	5.8	Maßnahmen bei Soorinfektion	56
	5.9	Maßnahmen bei Borken und Belägen	57
	5.10	Maßnahmen bei Hypersalivation	59
	5.11	Auswahl von Tees zur therapeutischen Mundpflege.	61
	5.12	Lippenpflege	62
6	**Exulzerierende Wunden**		**63**
	6.1	Umgang mit exulzerierenden Wunden . . .	64
	6.2	Ziele in Bezug auf exulzerierende Wunden	68
	6.3	Symptome und mögliche Komplikationen bei exulzerierenden Tumoren	70
	6.4	Maßnahmen zur Wundversorgung exulzerierender Tumore	71
	6.5	Entstellende Wunden	81
	6.6	Exkurs: Ekel	82
	6.7	Exkurs: Palliativpatienten mit Dekubitus . .	85
7	**Pruritus**		**88**
	7.1	Umgang mit Pruritus	88
	7.2	Ziele in Bezug auf Pruritus	91
	7.3	Ursachen von Pruritus	92
	7.4	Anamnese zu Pruritus	94
	7.5	Pflegerische Maßnahmen	95
	7.6	Zusätzliche unterstützende Maßnahmen . .	95
	7.7	Medizinisch-pflegerische Maßnahmen	97
8	**Obstipation**		**99**
	8.1	Umgang mit Obstipation	99
	8.2	Ziele in Bezug auf Obstipation	102
	8.3	Ursachen von Obstipation	104
	8.4	Maßnahmen gegen Obstipation	105
9	**Übelkeit und Erbrechen**		**112**
	9.1	Umgang mit Übelkeit und Erbrechen	113

	9.2	Ziele in Bezug auf Übelkeit und Erbrechen	115
	9.3	Ursachen von Übelkeit und Erbrechen	116
	9.4	Maßnahmen gegen Übelkeit und Erbrechen	118
10	**Ernährung**		**125**
	10.1	Umgang mit Ernährung	126
	10.2	Ziele in Bezug auf die Ernährung	129
	10.3	Ursachen von Ernährungsproblemen	130
	10.4	Maßnahmen bei der Ernährung..........	131
11	**Lagerung**		**134**
	11.1	Umgang mit Lagerung	135
	11.2	Ziele der Lagerung	138
	11.3	Pflegemaßnahmen bei der Lagerung......	140
	11.4	Dokumentation	142
12	**Nach dem Versterben eines Betroffenen**		**143**
	12.1	Umgang mit der Situation nach dem Versterben	144
	12.2	Ziele in Bezug auf die Situation nach dem Versterben	146
	12.3	Maßnahmen im Umgang mit dem verstorbenen Menschen	147
	12.4	Exkurs: Sterbephase und die Situation nach dem Versterben in anderen Religionen ...	153
13	**Selbstpflege**		**158**
	13.1	Fürsorglicher Umgang mit sich selbst.....	158
	13.2	Möglichkeiten zur Selbstpflege im Stationsalltag	159
	13.3	Möglichkeiten zur Selbstpflege in der Freizeit	162
Literatur			**166**
	Internet		169
Stichwortverzeichnis			**171**

Einleitung

Dieses kompakte Buch vermittelt praxisnah die Pflege von Palliativpatienten und Bewohnern. Hierbei ist das Augenmerk besonders auf Pflegekräfte gerichtet, die sich bisher kaum spezifisches Fachwissen in der Palliative Care aneignen konnten. Die Versorgung von schwerstkranken und unheilbar erkrankten Menschen nimmt in allen Versorgungsbereichen zu. Es ist eine besondere Herausforderung, den Nöten dieser Betroffenen unter teilweise nicht so guten Rahmenbedingungen gerecht zu werden, ohne sich dabei selbst aufzuopfern. Dieses Buch bietet eine praktische und einfache Hilfestellung, das sich ohne intensiven Zeitaufwand in den Pflegealltag integrieren lässt. Die pflegerische Behandlung der vielfältigen Symptome von Palliativpatienten wird detailliert aufgezeigt und es werden vielschichtige Handlungsmöglichkeiten vermittelt. Ein Augenmerk bei allen Maßnahmen liegt nicht nur beim Betroffenen, als Hauptakteur, sondern auch bei den An- und Zugehörigen. An- und Zugehörige sind alle Menschen, die mit dem Betroffenen verwandtschaftlich oder freundschaftlich sehr eng verbunden sind. In der heutigen Zeit gibt es die klassische Familie wie früher nicht mehr, stattdessen nehmen Freunde eine wichtige Rolle ein. An- und Zugehörige erleben in der palliativen Begleitung eines nahestehenden Menschen immer wieder eine Achterbahn der Gefühle. Ein kompetenter Umgang mit ihnen kann die tägliche Arbeit somit erleichtern.

> **Piktogramm**
> Fallbeispiel

1 Palliative Care – Was ist das?

Palliative Care kommt aus dem englischen Sprachraum und leitet sich zum einen von dem lateinischen Begriff »pallium« ab, der so viel bedeutet wie »ummanteln« oder »umhüllen«. Sinnbildlich soll ein Mantel des Schutzes und der Fürsorge um den Betroffenen gelegt werden. Und zum anderen leitet es sich von dem englischen Begriff »care« ab, der sich mit »versorgen«, »Sorge tragen« und im weitesten Sinne mit »pflegen« übersetzen lässt. Palliative Care möchte dem Betroffenen in der letzten Phase seines Lebens so viel Lebensqualität wie möglich schaffen. Dafür ist eine professionelle Begleitung auf medizinischer, pflegerischer, sozialer und spiritueller Ebene notwendig. Dazu gehören natürlich eine angemessene Schmerztherapie, Ernährung und gut verträglich und wirksame Medikamente. Die Linderung von Schmerzen, Dyspnoe, Übelkeit und Erbrechen und Angst ist genauso wichtig wie die spirituelle und emotionale Begleitung.

Die Hospizbewegung in den 1960er Jahren hat die Aufmerksamkeit auf die Notwendigkeit eines besonderen Umgangs mit unheilbar kranken und sterbenden Menschen gerichtet. Dies hat dazu beigetragen, dass Betroffene neben einer medizinischen Behandlung wieder eine Palliation erhalten. Das heißt, die Behandlung ist so ausgerichtet, dass alle genannten Ebenen angesprochen werden.

Palliative Care legt besonders Wert darauf, die verbleibende Lebenszeit des Betroffenen[1] so angenehm und »normal« wie möglich zu gestalten. Es kann noch sehr viel »Gutes« geleistet werden, auch

---

1 Zugunsten einer lesefreundlichen Darstellung wird in der Regel die neutrale bzw. männliche Form verwendet. Diese gilt für alle Geschlechtsformen (weiblich, männlich, divers).

wenn das Fortschreiten der Grunderkrankung unaufhaltsam ist. Die Intention aller Handlungen ist nicht auf eine kurative Therapie gerichtet, sondern auf eine lindernde Therapie, die das bestmögliche Leben mit der Erkrankung anstrebt. Dieser veränderte Blickwinkel akzeptiert das Sterben und ist andererseits lebensbejahend. Die verbleibende Lebenszeit wird von vielen Betroffenen daher als kostbar empfunden.

Zentral ist nach wie vor eine medizinische und pflegerische Behandlung von Schmerzen und Beschwerden, die gleichzeitig durch eine sorgende, individuelle und aufmerksame Begleitung der Betroffenen und der An- und Zugehörigen ergänzt wird. Grundsätzlich soll der Betroffene die ihm verbleibende Zeit in einer Umgebung verbringen dürfen, die auf seine individuellen Wünsche eingehen kann.

Für die Behandlung ist ein multiprofessionelles und interdisziplinäres Team notwendig, das eng zusammenarbeitet. In Palliative Care wird nicht nichts mehr getan und nicht nur Sterbebegleitung geleistet. Vielmehr geht es um ein sorgfältiges Abwägen, um in jeder individuellen Situation angemessen handeln zu können. Von den Professionellen wird sehr viel Erfahrung und Einfühlungsvermögen abverlangt, um drohende Verschlechterungen und die damit verbundenen Ängste gut zu begleiten oder auch ganz zu vermeiden.

Eine gute Palliativversorgung ruht auf vier Säulen: auf einer angemessenen Haltung, Empathie, langjähriger Erfahrung und auf exzellenter Fachkenntnis.

Der Mensch steht im Mittelpunkt des Geschehens. Dies erfordert gerade von den Pflegekräften sehr viel Kraft und Ausdauer. Bleiben, Aushalten und Mittragen werden notwendig, wenn andere lieber wegschauen. Palliative Care kann nicht alles Leid nehmen, aber so gut es geht die Lebensqualität verbessern und erhalten bis zum Tod – und darüber hinaus – im Hinblick auf die An- und Zugehörigen. Oft wird das Leben dann reicher. Dies ist vor allem für jene wichtig, die zurückbleiben und weiterleben.

2 Herausforderungen in der palliativen Pflege

Die Versorgung von Palliativpatienten ist sehr herausfordernd, da der unheilbar kranke Mensch und dessen An- und Zugehörige im Mittelpunkt des Geschehens stehen und die Pflegekräfte ihnen am nächsten sind. Die Pflegekraft ist die Bezugs- und Vertrauensperson, die zum einen den Überblick über den Krankheitsverlauf hat und zum anderen exakt die Fähigkeiten und Fertigkeiten der anderen Mitglieder des Palliative Care Teams wie beispielsweise Lymphdrainage, Atemtherapie oder Physiotherapie kennt und diese zum richtigen Zeitpunkt mit in die Behandlung einbezieht. Daher werden Pflegekräfte häufig als Generalisten gesehen.

> Pflegende haben Verantwortung für die Informationsübermittlung, für die Beratung und Anleitung von Kranken und ihren Angehörigen sowie für das Ermöglichen einer kontinuierlichen Versorgung über Schnittstellen hinweg. Aufgrund der Nähe zu den Kranken seien Pflegende ideal dazu geeignet, Maßnahmen des Symptom- und Schmerzmanagements zu überwachen und zu evaluieren (Pleschberger & Heimerl 2002, S. 14).

Kranke Menschen und deren An- und Zugehörige brauchen die Unterstützung einer professionellen Person, die alles überblickt, die berät, die Vorschläge macht, die die jeweiligen Spezialisten kennt und einschaltet – also eine Person auf die sich der Betroffene und dessen An- und Zugehörige hundertprozentig verlassen können.

Unterschiedliche Symptome können gerade am Lebensende parallel in unterschiedlicher Intensität auftreten. Dies erfordert von dem Behandlungsteam und insbesondere den Pflegekräften sehr gute Kenntnisse der einzelnen Symptome sowie deren Entstehung und Behandlungsmöglichkeiten, um dem Betroffenen adäquate Linderung zukommen zu lassen.

Im Folgenden werden die meistauftretenden Symptome detailliert geschildert. Das Erleben einzelner Symptome ist immer eine subjektive Wahrnehmung des Betroffenen. Und diese ist grundsätzlich *immer* ernst zu nehmen. Unabhängig davon, ob aus Sicht der Professionellen Handlungsbedarf besteht oder nicht. In der Praxis kommt es nicht selten vor, dass ein Patient für den Professionellen durch seine Symptome gequält wirkt und der Patient die Situation gar nicht als sehr unangenehm empfindet, weil er beispielsweise daran gewöhnt ist. Umgekehrt kann es auch vorkommen, dass ein Patient scheinbar völlig ruhig und entspannt in seinem Bett liegt und Medikamente zur Linderung seiner Beschwerden haben möchte. In beiden beschriebenen Situationen zählt die subjektive Wahrnehmung des Patienten, an der sich die weiteren Optionen orientieren.

3   Dyspnoe

Luft zum Atmen bzw. Sauerstoff ist für jedes Lebewesen überlebenswichtig. So ist das Gefühl, nach Luft ringen und qualvoll zu ersticken, eine bedrohliche Vorstellung und kann bei sehr vielen Menschen zu starker Unruhe und sogar zu Todesangst führen. Als subjektives Gefühl ist Atemnot in Verbindung mit Todesangst grundsätzlich mit einer palliativen Haltung ernst zu nehmen, auch wenn diese nicht immer mit einem konkreten Befund belegbar ist. Die Intensität der Atemnot hängt von verschiedenen Faktoren ab. Die aktuelle psychische Situation des Betroffenen hat einen starken Einfluss auf die Atemnot. Unruhe und Anspannung verstärken eine Atemnot, während Ruhe und Sicherheit eine Verringerung darstellen.

Die psychosoziale Situation spielt eine ebenso wichtige Rolle in diesem Zusammenhang wie der soziokulturelle Hintergrund sowie bisherige Coping-Strategien. Diese drei Säulen haben in der Vergangenheit geholfen Krisen zu meistern und bieten für künftige Dyspnoeattacken Sicherheit.

Dyspnoe oder sehr starke Atemnot kann ein sehr belastendes Symptom für den Betroffenen und dessen An- und Zugehörigen sein. Das genaue Ausmaß dieses Symptoms kann nur der Betroffene selbst einschätzen.

Fast die Hälfte aller Patienten mit einer fortgeschrittenen Krebserkrankung leidet temporär unter Atemnot, die Zahl steigt auf ca. 70 % der Patienten in den letzten Wochen des Lebens an. In den letzten 24 Stunden vor dem Versterben beklagen ca. 80 % der Betroffenen Atemnot.

Die Wahrnehmung der Atemnot entsteht in der Regel durch erhöhte Atemarbeit bei unzureichender Atemreserve. Die Reaktion auf die Atemnot ist häufig ein unmittelbares Erleben von

Todesangst, wie sie kaum von anderen Symptomen ausgelöst wird.

Atemnot kann langsam entstehen, sich aber auch sehr schnell entwickeln und wird in der Nacht meistens bedrohlicher wahrgenommen als bei Tageslicht, da die Situation durch Dunkelheit und Stille noch bedrohlicher wirkt.

Nicht selten entsteht eine Art »Teufelskreis«, wobei Atemnot Angst, und diese wiederum die Atemnot, verstärkt und die Angst sich schnell in Panik umwandeln kann, wenn dieser Kreis nicht von außen unterbrochen wird.

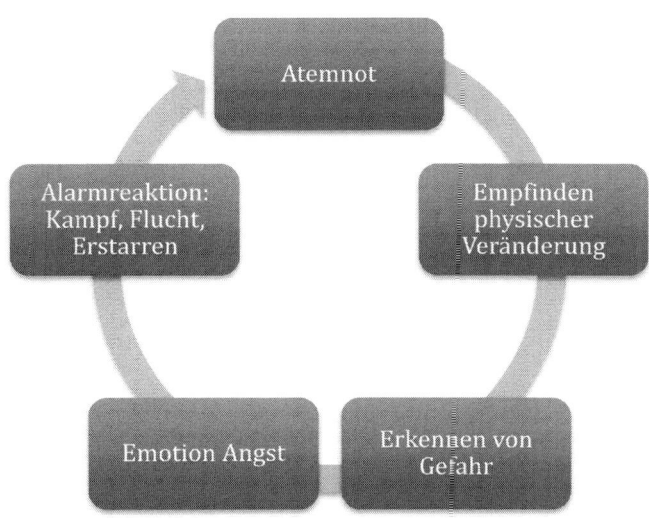

Abb. 3.1: Das Teufelskreismodel der Atemnot Angst

Dyspnoe ist ein subjektives Symptom. Nur der Betroffene kann die Intensität der Atemnot beurteilen. Die subjektiven Äußerungen des Betroffenen sind ernst zu nehmen. Begleiter müssen hier lernen ihre »objektive« Beobachtung nach hinten zu stellen. Denn diese kann sich manchmal nicht mit dem subjektiv Erlebten decken.

3.1 Umgang mit dem Symptom Dyspnoe

Atemnot ist meistens ein Aufnahmegrund für eine stationäre Palliativversorgung. An- und Zugehörige bekommen durch die sogenannte »Symptomansteckung« häufig selbst Angst und sind gerade in nächtlichen Notsituationen schnell überfordert.

Atemnot ist ein Symptom, dessen Schwere nur der Betroffene selbst einschätzen kann. Dessen subjektive Einschätzung ist der Maßstab aller daraus resultierenden Handlungsfolgen. Nicht das, was wir messen oder sehen, zählt, Atemnot gibt es, auch wenn die Atmung für uns normal erscheint.

Der Betroffene

Das Gefühl, nicht mehr genügend Luft zu bekommen, und die Vorstellung, qualvoll ersticken zu müssen, sind sehr existentiell und können bei den meisten Patienten starke Panik und Unruhe auslösen.

Die Atmung ist lebensnotwendig. Ohne sie gibt es kein Leben; funktioniert der ganze menschliche Organismus nicht. Eine Einschränkung oder Behinderung im Atemfluss kann als unmittelbare »Lebensbedrohung« wahrgenommen werden. Häufig erleben Patienten mit Atemnot, wie die Angst vor der Atemnot gleichzeitig zum Auslöser für diese wird. Erschwerend können bei einigen Patienten negative Erfahrungen mit dem Thema Atemnot aus dem persönlichen Umfeld, wie beispielsweise bei Asthma, hinzukommen und einen prägenden Einfluss auf das Erleben und den Umgang mit diesem Symptom haben. Einige Betroffene schildern eine Zunahme der eigenen Hilflosigkeit und der An- und Zugehörigen sowie eine Verstärkung der eigenen Angst, die das Gefühl aufkommen lassen, der Krankheit machtlos ausgeliefert zu sein. Der Grat zwischen kontrollierbarer Atemnot und Panikattacke ist in aller Regel sehr schmal.

Bereits geringe körperliche Belastungen wie beispielsweise Begleitung zur Toilette oder eine Umlagerung im Bett, seelische Anspannung und/oder Konflikte im näheren sozialen Umfeld können zum Auslöser für eine Atemnotattacke beim Betroffenen werden.

Eine Belastungsdyspnoe ist das Auftreten von Atemnot, die durch eine körperliche Anstrengung ausgelöst wird, und somit für den Patienten ein Stück weit vorhersehbar und teilweise kontrollier- und einschätzbar wird. Normalerweise ist es üblich, dass der behandelnde Arzt für den Palliativpatienten eine umfangreiche Bedarfsmedikation verordnet. So kann ein Atemnotpatient vor einer körperlichen Belastung seine Bedarfsmedikation einfordern, so dass erst gar keine Atemnotattacke entsteht.

Eine verbale Kommunikation ist bei einer akuten Atemnotattacke stark erschwert. Für den Patienten kann ein zusätzlicher Leidensdruck entstehen, wenn er verbal kommunizieren möchte, aber über keine weiteren Ressourcen verfügt und keine Kraft aufbringen kann. Ruhe und Sicherheit können in solchen Situationen für den Patienten Sicherheit bringen.

Die An- und Zugehörigen

Das tatsächliche »Miterleben« von Atemnot führt bei An- und Zugehörigen oftmals zu einer hohen Anspannung und kann Gedanken eines qualvollen Erstickens auslösen. Die eigene Hilflosigkeit, verbunden mit dem Gefühl, sofort etwas tun zu müssen, um dem nahestehenden Menschen helfen zu können, löst häufig einen großen Leidens- und Handlungsdruck bei den An- und Zugehörigen aus.

Das Erleben als Beobachter einer Atemnotattacke unterliegt häufig unterschiedlichen Sinneseinflüssen. Neben der akustischen Wahrnehmung ist das Realisieren der Anstrengung und der Angst bis hin zur Panik, die an der Mimik des Patienten ablesbar ist, eine große Belastung, die An- und Zugehörige ihre Grenzen der Begleitung spüren lässt.

Die gesamte Situation kann sich noch erschweren, wenn zu der Atemnot beispielsweise noch eine Tachypnoe (= beschleunigtes Atmen) hinzukommt. In solchen Fällen kann sich die beschleunigte Atmung leicht auf die An- und Zugehörigen übertragen. Diese übernehmen dann oft unbewusst den raschen Atemrhythmus des

Patienten und die damit verbundenen Emotionen wie Angst, Nervosität und Unruhe. Manche An- und Zughörigen verlassen daher intuitiv zum Teil fluchtartig das Krankenzimmer. Andere fühlen sich der nahestehenden Person verpflichtet und denken, dass sie tapfer sein müssen und dass sie die unangenehme Situation aushalten müssen. Hier kann es sinnvoll sein, die An- und Zugehörigen für einen kurzen Moment aus dem Zimmer zu bitten, um eine Eskalation der Situation zu verhindern.

Gerade im häuslichen Bereich, in dem An- und Zugehörige über einen langen Zeitraum mit dem Betroffenen alleine sind, ohne auf professionelle Hilfe zurückgreifen zu können, ist die Angst vor der Verantwortung und die vor einem möglichen Versagen sehr groß. Dieses Erleben hat oft zur Folge, dass sich An- und Zugehörige überfordert fühlen und die Verantwortung an Pflegende und Ärzte abgeben möchten.

Die Pflegenden

Atemnot ist ein sehr belastendes Symptom für die Pflegenden. Häufig ist nicht nur der Patient davon betroffen, sondern auch sein Umfeld durch die Übertragung der Atemnot. Dies kann zur Folge haben, dass die Pflegekraft sich nicht nur um den Patienten zu kümmern hat, sondern auch um die An- und Zugehörigen. Im Mittelpunkt sollte jedoch der Betroffene stehen. Daher kann es hilfreich sein, die An- und Zugehörigen aus dem Zimmer zu bitten, bis sich die gesamte Situation wieder entspannt hat.

Der eigene Umgang mit diesem Symptom ist durch Erfahrungen im privaten wie aber auch im beruflichen Leben geprägt. Diese Eindrücke führen unreflektiert oftmals zu vielfältigen Ängsten, die wiederum Auslöser sein können, Patienten mit Atemnot zu meiden.

Exkurs: professionelle Nähe

Im Rahmen professionellen Handels der Pflegenden unterstützt eine professionelle Nähe in der Akutsituation, um gezielt und sicher handeln zu können. Der Beziehungsaufbau zu den Betroffenen und den An- und Zugehörigen ist eine herausfordernde Aufgabe für Pflegende. Es erfordert sehr viel Fingerspitzengefühl von allen Agierenden. Das In-Beziehung-Treten steht in diesem Zusammenhang auch für einen Prozess der Herstellung von Nähe, von professioneller Nähe. Bisher hieß die Zauberformel für einen angemessenen Umgang mit Betroffenen und deren An- und Zugehörigen »professionelle Distanz« (Lexa 2011d). Der Begriff Distanz bedeutet dabei Abstand, beispielsweise eine vorgestellte »scharfe Trennungslinie« zwischen Professionellen und dem Betroffenen. Somit ist eine »professionelle Distanz« bereits alleine durch die Bedeutung der Begrifflichkeit nur schwer realisierbar. »Ich darf und soll den Menschen nahe sein – deshalb bin ich schließlich ursprünglich angetreten in einem helfenden Beruf« (Kränzle 2010, S. 48).

Professionelle Pflegende möchten aber nicht auf Distanz gehen, um mit den ihnen anvertrauten Menschen in Beziehung treten zu können. Sie haben eine bewusste Berufswahl getroffen, in der sie auch Menschen nahe sein können. Für eine praktische Umsetzung von »professioneller Nähe« ist das eigene Rollenverständnis als Begleiter und eine damit verbundene regelmäßige Reflexion der eigenen Nähe in der jeweiligen Begleitung notwendig. Ein reflektiertes Handeln mit eigenen Unsicherheiten und Ängsten sowie ein gutes medizinisches und pflegerisches Fachwissen führen zu einem professionellen Umgang mit dem Symptom Atemnot. Eine Panikattacke kann durch derartiges professionelles Verhalten verhindert werden.

Wichtig ist außerdem das Bewusstsein, dass Atemnot für jeden Menschen ein subjektives Gefühl ist, das immer ernst zu nehmen ist, auch wenn es vielleicht manchmal für Außenstehende nicht offensichtliche erkennbar ist. Für Professionelle steht immer die Angabe des Patienten an oberster Stelle und ist immer ernst zu nehmen. Zweifeln Pflegende an den Beschreibungen der Betroffenen, kann das Vertrauensverhältnis für immer zerrüttet sein. Auf dieser Einstellung wird Vertrauen geschaffen und kann oft der Grundstein für tiefgreifende Gespräche über die Komplexität dieses Symptoms sein.

3.2 Ziele in Bezug auf Dyspnoe

In ruhigen Gesprächen kann ermittelt werden, welche Faktoren oder Situationen auslösend oder belastend für eine Dyspnoe sind. Der Leidensdruck der Betroffenen erhöht sich, weil sie oftmals nur über geringe Reserven für eine verbale Kommunikation verfügen. Jedoch ist das allerwichtigste, dass dem Betroffenen die Angst vor einem »qualvollen Erstickungstod« genommen wird. Der Betroffene muss sich darauf verlassen können, dass die nötigen Bedarfsmedikamente in seiner unmittelbaren Nähe stehen und ihm rasche Hilfe garantieren. Auch wenn die Medikamente nicht benötigt werden, so vermitteln diese Sicherheit und wirken beruhigend.

Der Betroffene

Die Linderung des quälenden Symptoms Atemnot steht an oberster Stelle. Der Betroffene erhält kompetente palliativmedizinische und -pflegerische Unterstützung im Umgang und Erleben seiner Atemnot. Der Betroffene ist über den »Teufelskreis« von Angst und Atemnot informiert und weiß, dass er nicht ersticken wird, da zuvor das CO_2 im Körper ansteigt und der Betroffene in eine Art Narkose fallen wird. Er hat also die Gewissheit, diesen Vorgang nicht bei vollem Bewusstsein erleben zu müssen. Der Betroffene hat außerdem die Gewissheit, seine Ängste, Unsicherheiten und möglichen eigenen negativen Erfahrungen im Zusammenhang mit seiner Atemnot offen anzusprechen. Zudem erhält der Betroffene ergänzende Unterstützungen wie beispielsweise durch palliative Atemtherapie und Verhaltensmaßnahmen durch psychologische Beratung. Ein weiteres Anliegen der Pflegekräfte ist es, den Betroffenen während einer Atemnotattacke nicht alleine zu lassen (Kränzle 2010c).

Die An- und Zugehörigen

Die An- und Zugehörigen erhalten ausreichende Informationen über das Symptom Atemnot und werden gegebenenfalls im Rahmen ihrer Möglichkeiten in die Behandlung mit einbezogen. Durch ein sensibles Heranführen der Pflegekräfte lernen die An- und Zugehörigen zu verstehen, welche Bedeutung und Tragweite eine Atemnotattacke für den nahestehenden Menschen hat. Die An- und Zugehörigen begreifen, die Möglichkeiten und Grenzen der palliativen Begleitung anzuerkennen.

Die Pflegenden

Die Pflegenden erkennen die Ursachen von Atemnot, wählen entsprechende medizinische und pflegerische Maßnahmen zur Linderung und kennen die medikamentöse Therapie der Atemnot. Sie kennen die exakte Wirkung und Nebenwirkung der angegebenen Medikamente und verabreichen die verordnete Bedarfsmedikation selbstständig. Die Pflegenden haben Kenntnis über den »Teufelskreis« aus Angst und Atemnot und können diesen durch professionelle Handlungsweisen unterbrechen. Durch Erfahrung im Umgang mit Atemnot erspüren die Pflegenden rasch, wie das soziale Umfeld mit dieser Situation umgeht und welche Unterstützungsangebote dieses benötigt. Die palliative Begleitung schließt die An- und Zugehörigen im gleichen Maße ein wie den Betroffenen und sie erhalten von den Pflegenden die gleichen Informationen im Umgang mit dem Symptom Atemnot. Die Erfahrung der Pflegenden zeigt, dass sich hinter dem Symptom Atemnot häufig auch eine psychische oder spirituelle Problematik verbergen kann. Fundierte Kenntnisse eignen sich die Pflegenden über die Möglichkeiten und den Umgang mit einer palliativen Sedierung an. Für eine lange Tätigkeit in diesem speziellen Bereich müssen Pflegende ihre eigenen Ängste reflektieren und individuelle Verhaltensstrategien entwickeln (Kränzle 2010c).

3.3 Ursachen von Dyspnoe

Die Ursachen von Atemnot können unterschiedlich sein. Häufig sind organische Probleme der Auslöser. Manchmal können aber auch nicht organische Ursachen eine Atemnot verursachen. Im Folgenden wird auf häufig auftretende Ursachen eingegangen.

Pulmonale Ursachen:

- Wachsendes Bronchial- oder Lungenkarzinom
- Atelektase
- Pleuraerguss
- Pleuritis carcinomatosa
- Lungenemoblie
- Pneumothorax
- Brustwandinfiltration
- Bronchitis
- Pneumonie
- Lungenembolie
- Asthma Bronchiale
- Chronisch-obstruktive Lungenerkrankung (COPD)
- Pneumothorax
- Trachealstenose
- Tracheoösophageale Fistel
- Fibrose
- Atelektasen
- Bronchiektasen

Kardiale Ursachen:

- Herzinsuffizienz unterschiedlicher Genese
- Perikarderguss
- Lungenödem

Neuromuskuläre Ursachen:

- Amyotrophe Lateralsklerose (= ALS)

- Muskuläre Schwäche bei Kachexie
- Erhöhter Hirndruck
- Störung des Atemzentrums

Andere Ursachen:

- Anämie
- Aszites
- Hepatomegalie
- Schleim
- Tumor
- Niereninsuffizienz
- Azidose
- Obstruktion der oberen Lungenwege
- Fieber
- Angst, Einsamkeit
- Psychische Faktoren

3.4 Kriterien zur Beurteilung von Dyspnoe

Folgende Kriterien sollten bei der Beurteilung von Dyspnoe beachtet werden:

- Regelmäßige Beobachtung und Beurteilung der Atemfrequenz und -tiefe (Tachypnoe, Bradypnoe, Atemzugvolumen)
- Beobachtung der Atemgeräusche (Stridor, pfeifend, brodelnd, ziehend, schnarchend)
- Beobachtung der Hautfarbe (rosig, blass, zyanotisch)
- Beobachtung und Beurteilung der Bewusstseinslage (wach, somnolent, soporös, komatös)
- Beobachtung des Atemtyps (Cheyne-Stokes-Atmung, Schnappatmung, Kussmaul-Atmung, Biot-Atmung, Seufzer-Atmung)

- Beobachtung der Atemqualität (flache Atmung, vertiefte Atmung)
- Körperhaltung des Betroffenen (aufrecht sitzend/abgestützt → Atemhilfsmuskulatur = Orthopnoe, nach vorne gebeugt)
- Laborparameter (Anämiezeichen, Entzündungszeichen, kapillare Blutgasanalyse)
- Wirkung des Gesamteindrucks (Angst, Stress, Entspannung)
- Beobachtung der Mimik

Cave: Diese Maßnahmen sollen nach Möglichkeit in der finalen Phase nur unter strenger Indikationsstellung durchgeführt werden, da sie in aller Regel dem Betroffenen wenig nutzen und den An- und Zugehörigen unnötig Unbehagen bereiten.

3.5 Medizinisch-pflegerische Maßnahmen

Medizinische Maßnahmen

Meist wird eine Dauertherapie sowie ein schnell wirkendes Präparat bei Atemnotattacken benötigt.

- Zur Basistherapie sind Opioide das Mittel der Wahl (durch eine Dämpfung des Atemzentrums wird die Atmung ruhiger, langsamer und tiefer).
- Bei deutlicher Angstkomponente sind ergänzend auch Benzodiazepine z. B. Midazolam 1–2,5 mg i. v.) und Phenothiazine z. B. Chlorpromazin 10–25 mg nützliche Mittel.
- Cortikosteroide z. B. Dexamethason 8–24 mg sind das Mittel der Wahl bei Tumorkranken und Erkrankungen mit starker entzündlicher bzw. ödematöser Komponente.
- Antibiotika bei Infekten
- Anticholingerika zur Hemmung der Bronchialsekretion
  ⇨ Hyoscinhydrobromid = Scopolamin® 0,2–0,4 mg s.c. alle 4 Stunden

- ⇨ Glycopryrolat = Robinul® 0,2 mg s.c. alle 4–6 Stunden
- ⇨ Scopalamininbromid = ButylBuscopan 20–40 mg s.c. alle 4–6 Stunden
- Bei Atemnotattacken: Tavor® expedit, es löst sich auf der Zunge auf und ist sehr schnell wirksam. Ebenso wirkt ein Nasenspray auf Basis von Fentanyl ebenso rasch bei einer Atemnotattacke.
- Flüssigkeitsreduktion
- Furosemid bei Lungenödem
- Antitussiva bei Husten
- Parenterale Gabe von Opiaten bei akuter Atemnot → Gabe von Opiaten in Verbindung mit Benzodiazepinen bewirkt eine Dissoziation von Hypoxie und dem Gefühl von Lufthunger
- Sauerstoff hat eher eine beruhigende Wirkung auf den Betroffenen als eine medizinische Wirkung, da im Blut ausreichend Sauerstoff bei einer Atemnot vorhanden ist.

Assessments

- Die Intensität der Atemnot kann nur vom Betroffenen selbst benannt werden.
- Die Ermittlung der Schwere der Atemnot erfolgt mittels der bekannten Schmerzskalen, die entsprechend adaptiert sind.
- Aus dem Ergebnis lassen sich medizinische oder pflegerische Interventionen ableiten.
- Visuelle Analogskala (VAS)
  Einfach beschreibende Skala
  Keine Atemnot I————————I stärkste vorstellbare Atemnot
- Numerische Ratingskala (NRS)
  Numerische Analogskala von 0 (= keine Atemnot) – 10 (= stärkste vorstellbare Atemnot)

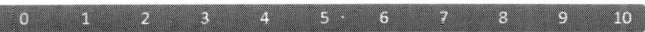

Abb. 3.2: Numerische Ratingskala adaptiert für das Symptom Atemnot

- Verbale Ratingskala (VRS)
  Einfache beschreibende Skala
  Keine Atemnot → geringe Atemnot → mäßige Atemnot → starke Atemnot → sehr starke Atemnot → stärkste vorstellbare Atemnot

Pflegerische Maßnahmen

- Ruhige und sichere Atmosphäre schaffen.
- Betroffenen nicht alleine lassen.
- Gabe der Bedarfsmedikation.
- Zufuhr von frischer Luft → Fenster öffnen.
- Freiraum geben, genügend Freiraum lassen.
- Einsatz eines Ventilators.
- Gegebenenfalls Einsatz von Sauerstoff über Sonde oder Maske; falls der Betroffene dies als lindernd empfindet.
- Atemerleichternde Lagerung: Kutschersitz, Seitenlagerung, V-, A- und T-Lagerung
- Durch eine spezielle Lagerung den Patient so abstützen, dass er entspannt und bequem sitzt bzw. mit erhöhtem Oberkörper liegt → aufgeblasene Luftballons unter die Oberarme legen.
- Den Teufelskreis von Atemnot – Angst – und mehr Atemnot – und mehr Angst unterbrechen
  - Pflegende achten auf ihren eigenen Atem und versuchen, tief und entspannt zu atmen. Sie achten auf guten Bodenkontakt, so dass sie geerdet sind, und bewegen sich langsam und sprechen mit ruhiger Stimme. Sie delegieren Aufgaben an die anderen Anwesenden wie beispielsweise das Fenster zu öffnen oder ein kaltes Getränk zu organisieren. Die Pflegenden versuchen somit, die Aufmerksamkeit auf andere Dinge zu lenken.
  - Atemwege freihalten.
  - Atemarbeit erleichtern durch Unterstützung der Atembewegung.
- Entspannung
- Komplementäre Methoden → Basale Stimulation®, warmer Brustwickel oder Brustpackung, Einreibung mit ätherischen Ölen, Musiktherapie

- Stressfaktoren und Ängste ansprechen z. B kann Besuch bestimmter Personen entlastend oder belastend sein → Analyse der belastenden Faktoren → entlastende Lösung
- Berührungsübungen, die unterstützend sein können:
  - Hände des kranken Menschen auf den Unterbauch legen und Atembewegung bewusst erspüren.
  - Hände des kranken Menschen auf den Unterbauch legen und Einatmung spüren und auf ein langes »Ahhhh« mit spitzen Lippen fließend ausatmen lassen.
  - Hände des kranken Menschen auf den Unterbauch legen und sich bei jedem Atemzug auf das Wort Ruhe konzentrieren.

> Herr M. sitzt japsend an der Bettkante. Seine Unterarme sind auf die Oberschenkel gestützt. Er bekommt fast keine Luft mehr. Er erzählt der Krankenpflegerin von dem Besuch seiner Ehefrau. Diese möchte ihn beruhigen und bietet ihm Sauerstoff an. Herr M. lehnt dies ab. Er spricht jedoch weiter. Seine Lippen sind mittlerweile bläulich verfärbt. Die Pflegenden möchten ihm die Bedarfsmedikation bei Atemnot verabreichen. Herr M. willigt auch dazu nicht ein. Als er mit seiner Erzählung fertig ist, möchte er auf die Toilette begleitet werden und legt sich anschließend hin.

Exkurs: Rasselatmung

Die Rasselatmung wird umgangssprachlich auch als »Todesrasseln« bezeichnet und tritt fast immer in der akuten Sterbephase auf. Bewusstseinsgetrübte oder bewusstlose Betroffene sind nicht mehr in der Lage, ihren Speichel oder Schleim aktiv runterzuschlucken oder abzuhusten. Die Sekrete sammeln sich in der Trachea und im Mund-Rachenraum an und führen zu einer geräuschvollen Respiration.

> Die Betroffenen bekommen diesen Zustand in den aller seltensten Fällen mit, daher ist die Rasselatmung für sie nicht unangenehm. Ein sicheres Zeichen ist ein entspannter Gesichtsausdruck. Für die An- und Zugehörigen hingegen ist die Rasselatmung sehr schlimm. Sie haben Angst, dass ihr nahestehender Mensch ersticken muss.

Im Vorfeld sollten die An- und Zugehörigen über das mögliche Auftreten der Rasselatmung informiert werden. Sie müssen detaillierte Informationen über die Entstehung und die Situation des Betroffenen erhalten. Zusätzliches Wissen mindert ihre Angst und Hilflosigkeit. Der Hinweis, dass die Einatmung frei ist und nur bei der Ausatmung die schrecklichen Geräusche entstehen, überzeugt in aller Regel.

Bei einer Rasselatmung sollte der Betroffene in eine leicht erhöhte Seitenlagerung gebracht werden, so dass das Sekret besser ablaufen kann. Medikamente wie Buscopan® oder Scopolamin® bringen dem Betroffenen keine direkte Linderung, sondern eher den An- und Zugehörigen. Aus der bisherigen Praxis empfiehlt es sich, von Absaugmaßnahmen Abstand zu nehmen. Sie bringen nur sehr kurzfristig ein freies Atemgeräusch, da das Sekret nach kurzer Zeit wieder nachläuft. Häufiges Absaugen reizt die Schleimhäute, bringt dem Betroffenen keine Linderung, kann Würgereize verursachen und bringt Unruhe in die gesamte Situation – daher sollte im Hinblick auf ein würdevolles Sterben auf diese Maßnahme verzichtet werden.

4 Lymphödem

Ein Lymphödem ist eine Ansammlung von Lymphflüssigkeit im Subkutangewebe. In aller Regel wird dies verursacht durch einen Verschluss von Lymphgefäßen oder Organerkrankungen. Das Lymphödem ist eine eigenständige, fortschreitende und chronische Begleiterkrankung. Die sekundären Lymphödeme sind in der Palliative Care von Bedeutung, da diese als Folge verschiedener Erkrankungen, Verletzungen oder Therapien entstehen können. Die Beschwerden der Betroffenen können durch medizinische, pflegerische und physiotherapeutische Maßnahmen gelindert werden. Ein unbehandeltes Lymphödem wird ohne Therapie sehr schnell größer und neigt zu Entzündungen (Wucherungen).

Häufig tritt dieses Symptom im Rahmen von Tumorerkrankungen auf, wie beispielsweise bei einem Mamma-Ca oder einem Hals-Nasen-Ohren-Tumor.

Ein gut geeignetes Mittel in der Behandlung des Lymphödems ist eine komplexe physikalische Entstauungstherapie (KPE) durch einen entsprechend qualifizierten Lymphdrainagetherapeuten. Diese spezielle Behandlung umfasst vier Behandlungselemente:

- manuelle Lymphdrainage
- Kompression mittels Kompressionsbandage bzw. Kompressionsstrümpfen
- entstauende Krankengymnastik
- Hautpflege

Für ein gutes Ergebnis bei der Behandlung des Lymphödems sind die Mitarbeit des Patienten (Compliance) sowie die zielgerichtete Zusammenarbeit im multiprofessionellen Team erforderlich. Dennoch stehen immer der Wille und die Lebensqualität des Patienten im Vordergrund. Lehnt ein Patient eine Maßnahme ab, auch wenn diese ihm einen Nutzen bringt, so ist dessen Entscheidung zu akzeptieren.

4.1 Umgang mit dem Symptom Lymphödem

Das Lymphödem ist ein Symptom, das bei weniger Betroffenen vorkommt. Für diese sind die Einschränkungen durch das Lymphödem allerdings massiv. Der Rückstau der Lymphflüssigkeit ist die Ursache von Entzündungen, Tumoren, Bestrahlungen oder operativen Eingriffen. Die Ansammlung der Lymphflüssigkeit betrifft meist die Extremitäten oder den Genitalbereich, seltener den Kopf.

Der Betroffene

Ein Lymphödem verursacht sehr starke Spannungsschmerzen und kann zu Bewegungseinschränkungen führen. Belastend kommt hinzu, dass sich das äußere Erscheinungsbild eines Betroffenen sehr verändert und diese Menschen zum Teil dadurch entstellt sind. Außerdem ist die Körperwahrnehmung der Betroffenen beeinträchtigt. Das Lymphödem ist, bildhaft gesprochen, wie ein Kleidungsstück, aus dem man herausgewachsen ist, das an den Nähten spannt, einschneidet und zu zerreißen droht.

Der Patient empfindet die Linderung, die durch die Anwendung von pflegerischen und physiotherapeutischen Maßnahmen erreicht wird, oftmals nur für eine begrenzte Zeitdauer. Sie hängt zudem entscheidend von seiner Mitarbeit und Motivation ab. Jedoch ist in Anbetracht der weit fortgeschrittenen unheilbaren Erkrankung, die mit der Reduzierung von körperlicher Kraft und psychische Erschöpfung einhergeht, die notwendige Mitarbeit bei der Behandlung des Lymphödems oft eine Überforderung für den Patienten.

Der Betroffene muss sich entscheiden zwischen einer Zunahme des Ödems durch passives Verhalten und einfach »in Ruhe gelassen werden« und einer Reduktion des Ödems und somit einer Linderung durch konsequente, wenn auch zum Teil unangenehme Behandlungen. Patienten mit einem Kopflymphödem leiden zusätzlich zu den körperlichen Symptomen unter der sichtbaren, nicht zu versteckenden Entstellung, die bildlich gesprochen zu einem »Gesichtsverlust« und letztlich auch zu einem Identitätsverlust führen kann. Diese Entstellung bedeutet zusätzliches psychisches Leid für den Betroffenen; häufig äußern diese Betroffenen suizidale Gedanken (Schmid 2010c).

Die An- und Zugehörigen

An- und Zugehörige werden mit den körperlichen Veränderungen und Beschwerden des Betroffenen durch das Lymphödem sichtbar konfrontiert. Dieses nahe Erleben der körperlichen Veränderungen bewirkt oftmals den Wunsch von An- und Zugehörigen nach Integration in das »Behandlungsteam« beispielsweise im Rahmen der Hautpflege, kann aber auch zum Rückzug führen.

An- und Zugehörige übernehmen – besonders im häuslichen Bereich – im Rahmen der Pflege vielfach die Rolle des Motivierenden und gleichzeitig des »Kontrolleurs«. Ausgestattet mit detaillierten Informationen und praktischen Umsetzungsmöglichkeiten von Physiotherapeuten, Pflegenden und Medizinern geraten sie leicht unter eine Art Erfolgsdruck. Sie glauben, dass sie zwischen den Erfordernissen der Behandlung und den Bedürfnissen ihres erkrankten An- und Zugehörigen, beispielsweise nach Ruhe, abwägen müssen. Erschwert wird diese Situation, wenn sie von den empfohlenen Maßnahmen selbst nicht überzeugt sind und damit noch zusätzlich gegen die eigene Überzeugung handeln müssen.

Die Pflegenden

Das Lymphödem ist ein Symptom, das in vielen pflegerischen Bereichen auftritt. Die pflegerische Behandlung ist allerdings häufig auf das Anziehen von Kompressionsstrümpfen bzw. das Wickeln mit elastischen Binden reduziert. Die Verantwortung in der Behandlung tragen meist die Physiotherapeuten und Mediziner. Es mangelt oftmals an Fachwissen bezüglich Behandlungsmöglichkeiten. Dies kann unter Umständen dazu führen, dass Behandlungskonzepte nur widerwillig ausgeführt werden und Pflegende gemeinsam mit den Betroffenen gegen die einschnürenden, unbequemen und festen Wickel protestieren. Durch eine gute Zusammenarbeit und gegenseitige zeitnahe Informationen im multiprofessionellen Team kann dies jedoch gemindert werden.

Patienten mit einem Kopflymphödem sind oft auch für professionell Pflegende eine Erschütterung und sie fühlen sich hilflos gegenüber dem »Gesichtsverlust«, den die Patienten erleiden müssen.

Die häufige Manifestation des Lymphödems bei Tumorerkrankungen, die Präsenz von ausgeprägten und hartnäckigen Beschwerdebildern und die bemerkenswerten Ergebnisse bei konsequenter Behandlung haben im Bereich der Palliativpflege zu einer Veränderung des Umgangs mit dem Symptom Lymphödem geführt. Hier zeigt sich deutlich, dass Fachwissen zu Ziel gerichtetem Handeln führt. Hautpflege, Kompressionsbehandlung und bestenfalls die Einbindung eines in KPE geschulten Physiotherapeuten sowie die Ermutigung des Patienten sind wesentliche Anteile pflegerischen Handelns. Im multiprofessionellen Behandlungsteam sollte sorgfältig der Nutzen von der Behandlung gegen die Nebenwirkungen eines Behandlungsverzichts abgewogen werden (Schmid 2010c).

4.2 Ziele in Bezug auf ein Lymphödem

Das vorherrschende Ziel bei der Behandlung eines Lymphödems ist es, den Leidensdruck durch die »Offensichtlichkeit« des Lymphödems für den Betroffenen und die An- und Zugehörigen zu minimieren. Die Pflegenden sind offen und gehen sensibel mit diesem schwierigen Thema auf die individuellen Bedürfnisse ein.

Der Betroffene

- ist darüber informiert, dass Überanstrengung und Ermüdung die Ödembildung verstärken.
- ist darüber informiert, dass Überwärmung und Unterkühlung die Ödembildung verstärken.
- erhält medizinische, pflegerische und physiotherapeutische Hilfen zur Linderung des Lymphödems.
- ist darüber informiert, dass es aufgrund der gespannten Haut leicht zu Verletzungen kommen kann, die Sekundärinfektionen mit sich bringen können.
- kennt Entlastungsmöglichkeiten wie beispielsweise durch Hochlagerung der betroffenen Extremität.
- erhält die Möglichkeit, seine Fragen zu stellen und seine Verzweiflung in Worte zu fassen.

Die Angehörigen

- erhalten ausreichende Informationen und werden gegebenenfalls im Rahmen ihrer Möglichkeiten in die Behandlung mit einbezogen.
- lernen zu verstehen, welche Bedeutung das Lymphödem für den Patienten hat.
- lernen, die Möglichkeiten der palliativen Behandlung anzuerkennen.
- fühlen sich mit ihren »negativen« Gefühlen wie Ablehnung oder Furcht verstanden und dürfen diese auch mitteilen.

Die Pflegenden

- kennen die Ursachen und Behandlungsmöglichkeiten des Lymphödems.
- wissen um physiologische Vorgänge und die dadurch entstehenden körperlichen Beeinträchtigungen.
- erlangen Sicherheit im Umgang mit dem Symptom Lymphödem.

- erkennen die Notwendigkeit der multiprofessionellen Zusammenarbeit durch Mediziner, Pflege und Physiotherapeut.
- sind sich um dem Leidensdruck, den Patienten und An- und Zugehörige mit dem Symptom Lymphödem haben, bewusst und pflegen einen entsprechenden sensiblen Umgang.

4.3 Ursachen eines Lymphödems

Die Ursachen für ein Lymphödem können unterschiedlicher Herkunft sein. Die Häufigsten sind Folgende:

- postoperativ (nach Lymphknotenexstirpation)
- durch Bestrahlung oder Infektionen
- bei Tumorrezidiv mit Kompression von Lymphgefäßen
- Neck dissection (Entfernung von Lymphgefäßen im Halsbereich) → Kopflymphödem
- Organerkrankungen

4.4 Maßnahmen zur Behandlung eines Lymphödems

Unterschiedliche Maßnahmen können zu einer Linderung des Lymphödems beitragen. In aller Regel reicht eine Therapie selten aus, sondern erst mehrere Maßnahmen führen zu einer angenehmeren Situation des Betroffenen.

Anamnese

- Einteilung des Lymphödems in die entsprechenden Grade
- Wann ist das Lymphödem zum ersten Mal aufgetreten?
- Die exakte Lokalisation (evtl. Fotodokumentation)
- Aktuelle und vergangene Behandlungsverfahren
- Individuelle Erfahrungen des Betroffenen
- Komplementäre Entlastungsmöglichkeiten

Assessment zur Beurteilung des Lymphödems

Eine Inspektion und Palpation sollte durchgeführt werden, um nachfolgend die Stadien richtig einzuschätzen. (Gesellschaft für Deutschsprachiger Lymphologen 2010)

Tab. 4.1 Stadieneinteilung nach den Kriterien der Gesellschaft Deutschsprachiger Lymphologen (Gesellschaft für Deutschsprachiger Lymphologen 2010, S. 3.)

Stadium	0	I	II	III
Kriterien	Keine Schwellung, pathologisches Lymphszintigramm	Ödem von weicher Konsistenz, Hochlagerung reduziert Schwellung	Ödem mit sekundären Gewebeveränderungen, Hochlagerung ohne Wirkung	Elephantiastische harte Schwellung, häufig lobuläre Form mit typischer Hautveränderung

Pflegerische Maßnahmen

Die pflegerischen Möglichkeiten bei der Behandlung eines Lymphödems sind nicht sehr umfangreich. Neben den oben genannten Maßnahmen ist eine regelmäßige und gute Hautpflege sehr wichtig. Bei dezent gespannter Haut ist der Einsatz von Wasser-in-Öl-Cremes ratsam. Es wird empfohlen, darauf zu achten, die Haut stets trocken zu halten, vor allem auch in Zwischenräumen wie beispielsweise in Hautfalten. Bei stark gespannter Haut kann ein selbst gemischtes Hautpflegeöl lindernde Erfolge bringen.

Rezeptur des Hautpflegeöls (modifiziert nach Pflegeleitlinien der DGP 2014):

- 100 ml Jojobaöl
- 16 Tropfen Cistrose
- 16 Tropfen Immortelle
- 16 Tropfen Minze

Alle Zutaten gut miteinander vermengen. Die drei Öle regen den Lymphabfluss an. Jojobaöl ist ein pflegendes Öl für jeden Hauttyp und daher gut als Trägerlösung geeignet.

Eine weitere pflegerische Maßnahme in der Behandlung des Lymphödems kann mit entsprechenden Lagerungsmöglichkeiten dem Betroffenen Erleichterung bringen. Hierfür ist es ratsam, die betroffene Extremität häufig hochzulagern oder bei einem leichten Kopflymphödem eine Oberkörperhochlagerung auch nachts anzuwenden.

Wie bereits oben erwähnt, ist das Anlegen von Kompressionsmaterialien die hauptsächliche pflegerische Maßnahme bei einem Lymphödem. So werden beispielsweise Stützstrümpfe mit leichtem und hohem Kompressionsdruck angezogen, als auch Kompressionsbandagen mit Kurzzugbinden in Verbindung mit einem Schlauchverband und Polsterwatte angelegt.

Allgemeine pflegerische Maßnahmen zur Prophylaxe

Ein sorgfältiger Umgang mit Verletzungen an den betroffenen Stellen, vorsichtige Nagelpflege und Zehen- und Fingerzwischenräume trocken halten.

Lymphödem der oberen Extremitäten:

⇨ Keinerlei Manipulation an dem betroffenen Arm (Blutdruckmessungen; venöse Zugänge, etc.)
⇨ Hitzequellen meiden
⇨ Arm hochlagern, ideal: über Herzniveau

Lymphödem der unteren Extremitäten:

⇨ Bequemes, nicht einschneidendes Schuhwerk
⇨ Ausgeglichenes Verhältnis zwischen Hochlagerung und Stehen/Sitzen

Medikamentöse Therapien

Nach Arztangabe werden meistens folgende Medikamente verabreicht:

- Kortikosteriode und Antihistaminika als begleitende Medikamente bei einer Stauungsdermatose und allergischen Hautreaktionen
- Lokale Therapie bei Pilzinfektionen
- Systemische Therapie bei bakteriellen Infektionen wie beispielsweise Penicillin V oder Erythromycin 500 mg/6 h für zwei Wochen
- Diurektika bei einer ausgedehnten Abflusshinderung durch maligne Tumore. Ansonsten nur bei internistischer Indikation
- Cave: Ein Lymphödem stellt keine zwingende Indikation für eine Diuretikagabe dar.

Physiotherapeutische Maßnahmen

Der komplexen physikalischen Entstauungstherapie wird der größte Erfolg zugeschrieben. Neben der Hautpflege und der Kompressionstherapie beinhaltet die KPE die Manuelle Lymphdrainage und entstauende Bewegungsübungen im Rahmen der physiotherapeutischen Behandlung.

Zu Beginn der Therapie, in der Phase 1, sollten Anwendungen hochdosiert werden, um die rückgestaute eiweißreiche Ödemflüssigkeit zu mobilisieren. In der 2. Phase der Therapie soll das Ergebnis optimiert bzw. erhalten werden. Das Therapieintervall wird entsprechend angepasst. Entsprechende Therapeuten können bei der Deutschen Gesellschaft für Lymphologie (DGL) erfragt werden.

5 Mundpflege am Ende des Lebens

Der Mund ist ein zentrales, sensibles und intimes Sinnesorgan. Durch ihn wird Kommunikation zwischen Menschen über Sprache oder Kommunikation durch Wahrnehmung von Berührung wie beispielsweise streicheln oder küssen möglich. Der Mund dient der Nahrungsaufnahme und trägt daher im Wesentlichen zu unserem täglichen Wohlbefinden und letztendlich zu unserer Lebensqualität bei. Der Mund, die Lippen und die Zunge gehören zu den wahrnehmungsstärksten Teilen unseres Körpers. So findet man in der Mund-Nasen-Region beispielsweise im Vergleich zum Rücken mehr als das 100-fache an Tastkörperchen.

Die Freiwilligkeit des Betroffenen, sich auf die Mundpflege einzulassen, steht neben der Lebensqualität und dem Wohlbefinden für den Betroffenen mit an oberster Stelle. Oftmals haben die Betroffenen sehr unangenehme, zum Teil schlimme, gar übergreifende Erfahrungen erleben müssen und es fällt ihnen daher nachvollziehbar schwer, sich auf ein neues »Mundpflegeabenteuer« einzulassen. Eine behutsame, sensible und geduldige Herangehensweise von Professionellen kann diese Ängste nach und nach abbauen.

Eine kurative Behandlung ist auch im Bereich der Mundpflege nicht das Ziel, sondern die Lebensqualität des Betroffenen. Reflektiertes Handeln und ein ständiges »neu« überdenken der aktuellen Maßnahmen ist aus diesem Grund für ein palliatives Behandlungskonzept unumgänglich.

Oft sind palliative Patienten in ihrer Wahrnehmungsfähigkeit und Leistungsfähigkeit durch die weit fortgeschrittene Erkrankung eingeschränkt. Gewohnte Abläufe aus dem früheren Alltag können ein sicheres und orientierendes Gefühl vermitteln. Jedes Individuum putzt auf unterschiedliche Art und Weise seine Zähne. Sind diese Gewohnheiten dem Pflegeteam bekannt, können diese dazu beitragen, dass der Betroffene freiwillig seinen Mund öffnet. So kann beispielsweise das geführte Zähneputzen (→ Basale Stimulation), wenn der Patient dies nicht mehr selbstständig ausführen kann, zum freiwilligen Öffnen des Mundes führen durch vertraute und verinnerlichte Verhaltensmuster. Das Einbeziehen der An- und Zugehörigen sowie der Biografie in die Pflegeanamnese können der Schlüssel zur lebensqualitätbringenden Versorgung sein.

Menschen am Ende ihres Lebens erhalten häufig Opioide, Chemo- oder Strahlentherapie, Antidepressiva oder Neuroleptika. Die Folge dieser therapeutischen Maßnahmen ist oftmals eine optimierungswürdige Mundhygiene, die zu pathologischen Veränderungen wie beispielsweise Soor führen kann. Um die Lebensqualität des Betroffenen in der letzten Lebensphase gut zu gestalten wird von den Pflegenden folgender Grundsatz beherzigt:

> Es wird niemals gegen den Willen des Betroffenen gehandelt! Somit versteht sich das Mundpflegeangebot als lindernde Maßnahme und nicht als notwendige pflegerische Verrichtung!

5.1 Umgang mit der Mundpflege

Der Mund ist ein Teil unseres Körpers mit den meisten Wahrnehmungsmöglichkeiten. Das heißt auch, dass er sehr schmerzempfindlich sein kann. Der Mund und die Lippen sind außerdem eine Intimzone des Menschen. Mit dieser Kenntnis sollte die Mundpflege besonders behutsam und fürsorglich vorgenommen werden.

Der Betroffene

Viele Betroffene haben im Verlauf ihrer Erkrankung unterschiedliche Erfahrungen mit der Wahrung oder »Nicht-Wahrung« von persönlicher Intimität gemacht. Sie sind damit konfrontiert worden, dass therapeutische und pflegerische Behandlungen im Bereich von Intimzonen ausschließlich unter dem Aspekt der Notwendigkeit verrichtet worden sind.

Oftmals wird die Mundschleimhaut während eines Zyklus von Chemotherapie stark in Anspruch genommen. Neben Geschmacksirritationen treten Entzündungen und/oder Soor auf, die schmerzhaft und sehr unangenehm für den Betroffenen sein können und oftmals mit bitter schmeckenden Arzneimitteln behandelt werden. Dies sind für die Betroffenen meist negativ prägende Erfahrungen, die Einfluss auf seine Compliance in andere Behandlungen haben kann. Mit zunehmender Schwäche oder anderen Symptomen, die durch die unheilbare Erkrankung verursacht werden, insbesondere in der Sterbephase, nimmt die Selbstständigkeit des Betroffenen von Tag zu Tag ab und er ist stetig auf Hilfe und Unterstützung von außen angewiesen. Im Laufe der Zeit lässt die Fähigkeit, seine Wünsche und Bedürfnisse verbal zu kommunizieren, immer mehr nach, daher ist es enorm wichtig, diese auch nonverbal dem Umfeld mitteilen zu können. Alle Maßnahmen wie auch die Mundpflege kann der Betroffene nur noch durch das Gefühl, das sie auslöst, wahrnehmen und verarbeiten. Für den sensiblen Mundbereich ist dies besonders bedeutsam. Die bereits gemachten Erfahrungen mit der Mundpflege oder ungewollter intimer Berührung sind oft ursächlich mitverantwortlich für Unsicherheiten und Ängste, die im Ergebnis möglicherweise zur Ablehnung von Mundpflege führen. Gleichzeitig tritt beispielsweise durch vermehrte Mundatmung und andere Faktoren Mundtrockenheit (= Xerostomie) auf, die quälend sein kann. Sensibilität, Einfühlungsvermögen, gute Beobachtung und Biografiearbeit mithilfe des Betroffenen und der An- und Zugehörigen sind nun Parameter, auf die der Betroffene angewiesen ist und durch die er im Rahmen der Mundpflege Sicherheit erfahren kann (Kränzle 2010b).

Die An- und Zugehörigen

Für An- und Zugehörige kann die Mundpflege gerade in der letzten Lebensphase des nahestehenden Menschen zu einer großen

Herausforderung werden. Sie können dem Betroffenen damit etwas »Gutes tun« und sich aktiv mit einbringen. Sie kennen die persönlichen Vorlieben und Abneigungen ihres Angehörigen und können dadurch zu seinem Wohlbefinden beitragen. Auf der anderen Seite fühlen sich auch einige An- und Zugehörige völlig damit überfordert, wenn sie aktiv in die Mundpflege mit eingebunden werden, da Unsicherheit besteht, in die Intimsphäre ihres nahe stehenden Menschen einzudringen und zudem schwingt unterschwellig die Angst mit, etwas falsch zu machen und dadurch eher Schaden als Nutzen zu verursachen. Aus diesem Grund möchten viele die Mundpflege lieber den Profis überlassen. Und unter gar keinen Umständen möchten sie dem Betroffenen zusätzliche Schmerzen, Beschwerden oder Unannehmlichkeiten zufügen, die aber im Rahmen der Mundpflege gelegentlich auftreten können. Mit der Übernahme oder Hilfestellung bei der Mundpflege vollziehen und erleben viele An- und Zugehörige auch einen deutlichen Rollenwechsel in der Beziehung. Die Hilflosigkeit des Partners verändert möglicherweise ihre eigene Position und nimmt dadurch auch Einfluss auf ihre weiteren Entscheidungen und Handlungen. Sie pflegen und umsorgen nun den Menschen, zu dem sie früher eine partnerschaftliche, elterliche oder kindliche Beziehung gepflegt hatten. Oft wird ihnen durch das Praktizieren der Mundpflege die absolute Bedürftigkeit klar, in der sich der sterbende Mensch befindet, und andererseits auch die damit verbundene große Verantwortung.

Die Pflegenden

Mundpflege ist ein zentrales und wichtiges Thema. Eine saubere und feuchte Mundschleimhaut wird oft als Pflegeziel mit hoher Pflegequalität bewertet. In der Komplexität der Erkrankung und der Präsenz weiterer belastender Symptome ist dieses Ziel meist nicht für den Patienten erreichbar. Mit primärer Sicht auf die Behandlung pflegerelevanter Symptome im Mund und deren Erfolg wird aber häufig vergessen, dass der Mund zu den Intimzonen des Menschen gehört und insbesondere bei Ablehnung ein behutsames und vorsichtiges Vorgehen notwendig ist. Erschwerend kommt hinzu, dass die Anwendung von Mundpflegemitteln häufig mehr durch persönliche Erfahrungen und Vorlieben als durch Kenntnisse der Pflegenden über Wirkungsmechanismen der Mundpflegemittel bestimmt ist. Um eine bedürfnisorientierte Pflege durchführen zu können, ist es notwendig, zwischen pflegerisch indiziertem Vorgehen und Wahrung der individuellen Bedürfnisse ein Ziel für den Betroffenen zu definieren.

In diesem Spannungsfeld das angemessene Maß von Handeln und Unterlassen zu finden, ist eine immer wieder neu und kritisch zu reflektierende Herausforderung (Kränzle 2010b).

5.2 Ziele der Mundpflege

Der lindernde Effekt der Maßnahmen hält in manchen Fällen nur für kurze Zeit an. Ein intensives und häufiges Anfeuchten der Mundschleimhaut und eine regelmäßige Lippenpflege sind notwendig, um ein Durstgefühl zu verhindern und Wohlbefinden zu erzielen. Es wird versucht, die physiologische Mundflora zu erhalten, den Speichelfluss anzuregen, Infektionen vorzubeugen, Borken zu entfernen, Mundgeruch zu vermeiden und Schmerzen zu lindern.

Der Betroffene

- sollte die Mundpflege freiwillig durchführen lassen.
- verbindet mit der Mundpflege eine Linderung von Beschwerden.
- nimmt den eigenen Mund und die dazugehörige Pflege als positiv wahr.
- fühlt sich sicher und führt auf Wunsch die Mundpflege mit Unterstützung der eigenen Fähigkeiten entsprechend durch.
- behält möglichst die vertrauten Mundpflegegewohnheiten bei.
- sollte mit der Mundpflege etwas Angenehmes und Schönes verbinden.

- fühlt sich mit seinen Einschränkungen im Mundbereich durch eine individuelle Mundpflege wahr- und ernst genommen.
- behält die autonome Entscheidungsfreiheit für den Intimbereich »Mund«.

Die An- und Zugehörigen

- werden angeleitet, die Mundpflege durchzuführen, wenn dies von ihnen und dem Betroffenen gewünscht wird.
- werden im Rahmen ihrer Möglichkeiten unterstützt und ermutigt, ihre eignen Grenzen auszudrücken und ihre persönlichen Eindrücke zu reflektieren.
- lernen, sich mit der veränderten Rolle auseinanderzusetzen.
- erkennen den Wert, den sie durch ihr Handeln zur Lebensqualität des Patienten beitragen.

Die Pflegenden

- erkennen, dass sowohl eine unreine Mundschleimhaut als auch das Symptom der Mundtrockenheit sowie vermehrter Speichelfluss die Lebensqualität des Betroffenen deutlich einschränken können.
- formulieren in der Pflegeplanung deutlich und individuell die Ziele, Ressourcen und Maßnahmen bei der Mundpflege.
- kennen die möglichen Ursachen der einzelnen Probleme.
- kennen die Folgen der einzelnen Probleme.
- kennen Behandlungsmöglichkeiten der einzelnen Probleme.
- nehmen auf die Wünsche und Bedürfnisse des Betroffenen Rücksicht und versuchen, die An- und Zugehörigen entsprechend anzuleiten.
- erspüren die Sensibilität und Vielfältigkeit des Organs Mund.
- wissen, dass der Mund zu den Intimzonen des Menschen gehört und somit ein einfühlsamer Umgang bei der Durchführung der Mundpflege wichtig ist.
- reflektieren eigene Gefühle wie beispielsweise Ekel im Zusammenhang mit der Mundpflege.

- wissen, dass aus dem Wert der Mundpflege im pflegerischen Selbstverständnis und den Bedürfnissen des Patienten Spannungen im Pflegeteam entstehen können. Sie kommunizieren die Pflegeplanung für die Mundpflege ausreichend innerhalb des Teams, so dass eine einheitliche Vorgehensweise sichergestellt ist.

5.3 Erkrankungen des Mund- und Rachenraums

Die Probleme im Mundbereich sind sehr vielfältig und unterschiedlich belastend für den Betroffenen. Die häufigsten Erkrankungen im Mundraum sind folgende:

- Mundtrockenheit (= Xerostomie)
- Mundgeruch
- Schmerzhafter Mundraum
- Soorinfektion
- Borkenbildung und Aphten
- Vermehrter Speichelfluss (Hypersalivation)

5.4 Allgemeine Anamnese

Zunächst ist es wichtig, im Vorfeld die Gewohnheiten des Betroffenen bei der Mundhygiene zu erfragen. Dabei sollten Häufigkeit, Tageszeiten sowie die Mundpflegemittel herausgefunden und entsprechend in der Patientenakte dokumentiert werden. Abneigungen gegen bestimmte Geschmacksrichtungen sind ebenso wichtig zu wissen wie die Vorlieben. Anfangs ist eine gründliche Inspektion der Mundhöhle mit besonderem Augenmerk auf Gaumen, Wangen, Zunge und Lippen durchzuführen und bestehende Defekte sind entsprechend zu dokumentieren. In intermittierenden Abständen sollte eine Inspektion wiederholt und entsprechende positive oder negative Veränderungen festgehalten werden.

Assessment zur Beurteilung der Mundhöhle

Eine einheitliche Vorgehensweise bei der Beurteilung der Mundhöhle ist wichtig, um weitere Maßnahmen, Strategien und Ziele abzuleiten. Dabei stehen der Wille und die Wünsche des Betroffenen im Vordergrund. Eine Begutachtung der Mundhöhle darf niemals gegen den Willen des Betroffenen und sollte den individuellen Begebenheiten angemessen durchgeführt werden.

⇨ Speichel: Normalzustand → wässrig klar pH 6,8 bis 7,4
  + Ist der Speichel wässrig, fließt er?
  + Ist der Speichel zäh, fließt er nicht?
  + Kein Speichel (Zungenspatel bleibt trocken)
⇨ Lippen: Normalzustand; weich, sanft, glatt und feucht
⇨ Zahnfleisch: Normalzustand: rosa, weich
⇨ Zunge: Normalzustand: rosa, leicht rau, feucht
⇨ Schleimhäute im Bereich der Wangen und der Mundhöhle: Normalzustand: rosa, weich, feucht
⇨ Zähne: Normalzustand: festsitzend
  + Belag vorhanden?
  + Allgemeiner Zahnstatus?

Bei der Inspektion des Mundraums ist unbedingt auf Blutungen, Verletzungen und Ulcera sowie auf lockere Zähne zu achten, um zusätzliche Verletzungen zu vermeiden.

Maßnahmen zur Optimierung der Mundpflege

⇨ Welche persönlichen Gewohnheiten hat der Betroffene in Bezug auf die Mundhygiene

- ⇨ Verträgt der Patient bestimmte Nahrungs-, Pflegemittel oder Medikamente im Mundbereich nicht?
- ⇨ Welche Pflegehilfsmittel benutzt der Betroffene (Mundwasser, Munddusche, elektrische oder normale Zahnbürste, Zahnpasta, etc.)?
- ⇨ Welche Geschmacksrichtung wird bevorzugt:
- ⇨ Inspektion der Mundhöhle
- ⇨ Kann der Betroffene noch riechen?
- ⇨ Sind Schluckstörungen bekannt und wenn ja, welche?
- ⇨ Welche Erkrankungen/Probleme bestehen bei dem Betroffenen in Bezug zur Mundhöhle (Mundtrockenheit, Mundgeruch, schmerzhafter Mund, Soorinfektion, Borkenbildung und Aphten)

5.5 Maßnahmen bei Mundtrockenheit

Ursachen von Mundtrockenheit

- Verminderte Sekretion von Speichel
- Mundschleimhauterkrankungen
- Starke Verdunstung von Speichel
- Tumorbedingt
- Verursacht durch Medikamente wie beispielsweise Opioide, Antidepressiva, Anticholinergika etc.
- Dehydration
- Fieber
- Offene Mundatmung

Auswahl pflegerischer Maßnahmen

- Anregung des Speichelflusses
  - Zitronenöl über eine Aromalampe
  - Frische aufgeschnittene Zitrone ans Nachtkästchen stellen

- Saure Bonbons (cave: keine Salbeibonbons → trocknen noch mehr aus)
- Gefrorene Obststückchen (z. B. Ananasstückchen) in den Mund zum Lutschen geben
- Den Patienten dazu anleiten, den Mundraum mit der eignen Zunge zu massieren
- Den Patienten dazu anleiten, Ohr- und Unterzungenspeicheldrüse selbst massieren zu können.

Praktikabel ist es, die Obststückchen in Tropfenbecher mit Deckel zu geben. Den Deckel mit dem Patientennamen beschriften und dann eingefrieren. Das Obst kann beispielsweise von den An- und Zugehörigen in kleinen Dosen mitgebracht werden. Dies hat zudem den Vorteil, dass die An- und Zugehörigen noch »etwas« für ihren nahestehenden Menschen tun können. Falls dies nicht möglich sein sollte, dann besteht die Möglichkeit, aus der Küche der jeweiligen Einrichtung eine kleine Portion Kompott zu bestellen und dieses dann in kleinen Portionen einzufrieren.

- Regelmäßige Mundbefeuchtung bei wachen Patienten
  - Regelmäßig den Mund ausspülen mit dem Lieblingsgetränk
  - Den Mund öfters mit Sprühflaschen (→ beziehbar aus der Apotheke) befeuchten (▶ Abb. 5.1)
  - Befeuchten der Raumluft
  - Künstlicher Speichel
  - Therapeutische Kräuteröle z. B. Helago®-Pflege-Öl
  - Mundpflegelösungen z. B. Panthenollösung
  - Mundbalsam z. B. Wala®
  - Kalte Getränke anbieten
  - Wassereis zum Lutschen anbieten
  - Gefrorene Obststückchen zum Lutschen anbieten (→ in Tropfenbecher einfrieren, ▶ Abb. 5.1)
  - Eiswürfel aus dem Lieblingsgetränk einfrieren und zum Lutschen anbieten
  - Kleine Eisbonbons aus der »Hülle« von Pralinenpackungen herstellen (▶ Abb. 5.2)

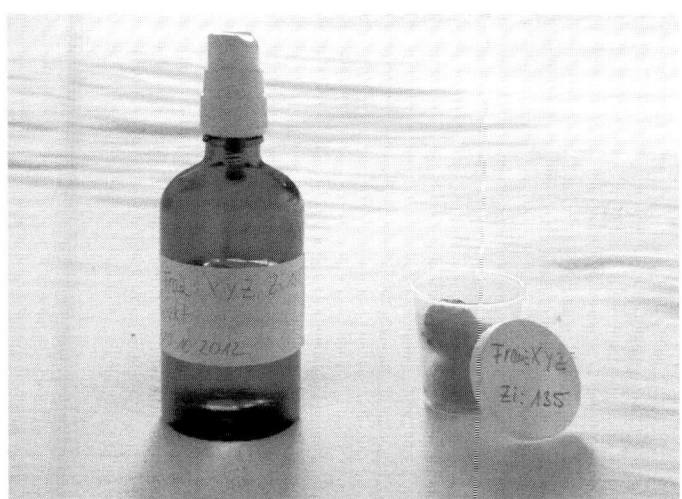

Abb. 5.1: Sprühflasche und eingefrorene Obststückchen

- Regelmäßige Mundbefeuchtung bei bewusstseinsgeschränkten Patienten
    - An- und Zugehörige in den Gebrauch der Sprühflasche einweisen (cave: häufig reagieren Patienten negativ darauf, da sie erschrecken).
    - Mund mit in Lieblingsflüssigkeit getränkten Watteträgern regelmäßig auswischen (dies können auch unkonventionelle Getränke wie Bier oder gesüßter Milchkaffee sein → die Lebensqualität des Betroffenen steht an oberster Stelle).
    - Aldiamed® Mundgel (→ gut geeignet für Patienten, deren Compliance eher gering ist. Das Gel befeuchtet ca. 3–4 Stunden die Mundhöhle).
    - Geeiste Watteträger zum Auswischen des Mundes verwenden.

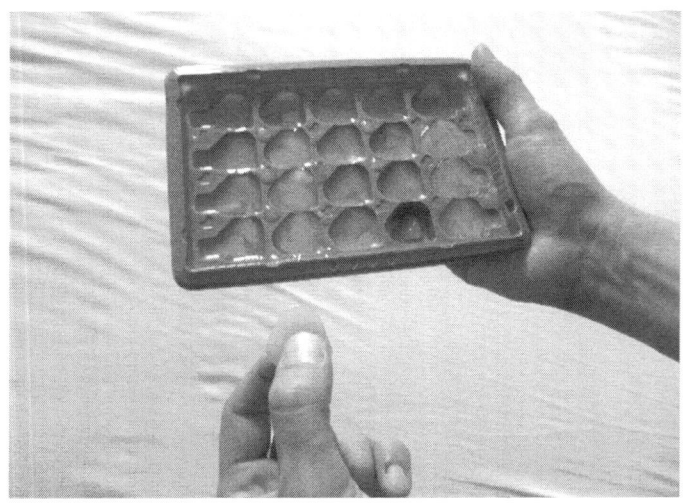

Abb. 5.2: Kleine Eisbonbons

Eine komatöse betagte Dame wurde nach einem schweren Schlaganfall auf eine Palliativstation verlegt. Ihre drei Töchter wohnten nicht in unmittelbarer Nähe und konnten erst ein paar Tage nach der Aufnahme zu Besuch kommen. Die Dame wirkte sehr gepflegt. Die Körperpflege konnte problemlos durchgeführt werden. Allerdings ist das Pflegeteam bei der Mundpflege sehr schnell an seine Grenzen gestoßen, da jegliche Versuche gescheitert sind. Der Mund ist immer zugekniffen worden. Das Pflegeteam beschloss, bis auf weiteres keine Mundpflege durchzuführen, um die ältere Dame nicht unnötig zu belasten. Die Töchter informierten alsbald das Pflegeteam, dass ihre Mutter Milchkaffee mit viel Zucker geliebt hat. Das Pflegeteam beschloss, einen erneuten sanften Versuch zur Mundpflege mit gesüßtem Milchkaffee zu unternehmen. Zu Beginn hielten sie den getränkten Watteträger der älteren Dame unter die Nase, danach benetzen sie ganz vorsichtig die Lippen. Dies wiederholten sie ca. zwei

> Tage. Am dritten öffnete die komatöse Patientin mit leisen Schmatzgeräuschen freiwillig den Mund, der mit dem getränkten Watteträger nun erfrischt werden konnte.

5.6 Maßnahmen bei Mundgeruch

Mundgeruch kann für den Betroffenen und auch für das soziale Umfeld sehr unangenehm sein. Oftmals realisieren die Betroffenen das unangenehme Odeur und ziehen sich aus Angst, unangenehm für das Gegenüber zu sein, zurück. Eine sensible Herangehensweise von Seiten der Pflegekräfte ist daher wichtig, um den Betroffenen unterstützend zur Seite zu stehen.

Ursachen von Mundgeruch

Die Ursachen für Mundgeruch sind vielfältig und lassen sich in folgende Hauptkriterien einteilen:

- Tumorzerfall im Mundrachenraum
- Absonderung von Tumorsekret
- Infektionen (bakteriell und fungizid)
- Blutungen
- Soorinfektionen
- Erbrechen
- Mangelnde Mundhygiene

Auswahl medizinisch-pflegerischer Maßnahmen

Eine Reihe von medizinischen als auch von pflegerischen Schritten kann den Betroffenen Linderung in dieser durchaus belastenden Situation des Mundgeruchs verschaffen. Aus der praktischen Erfahrung lässt sich sagen, dass es oftmals notwendig ist, mehrere Möglichkeiten nacheinander auszuprobieren, bis sich letztendlich das geeignete Mittel herauskristallisiert. Es ist nicht ratsam, mehrere Möglichkeiten gleichzeitig auszuprobieren, da ansonsten nicht sicher gesagt werden kann, welches tatsächlich zum Erfolg geführt hat.

- Regelmäßige Mund- und Zahnhygiene
- Mundspülung mit speziellen Tees (▶ Tab. 5.1)
- Mundspülungen mit Antibiotika nach Arztanordnung wie beispielsweise Metronidazol (Clont®)
- Chlorophyll Dragees oder Lösung (cave: Schleim, Urin und Exkremente können sich grünlich verfärben.)
- Gegebenenfalls systemische antibiotische Behandlung
- Mundspülung mit »Palliativ-Mundpflegelösung«

Zusammensetzung der Palliativ-Mundpflegelösung

- 15 ml Propylenglycol
- 20 ml Bepanthen Lösung
- 4 ml Salviathymol Lösung
- 2 ml Eukamillat
- 100 ml Aqua dest. Ad

5.7 Maßnahmen bei schmerzhaftem Mund

Ein schmerzhafter Mund kann für den Betroffenen sehr unangenehm sein. Das Sprechen und die Nahrungsaufnahme können durch starke Schmerzen im Mundraum sehr beeinträchtigt werden. Dies kann im schlimmsten Fall zu einem Rückzug und Nahrungsverweigerung beim Betroffenen führen. Ein schmerzfreier Mundraum hat daher im Rahmen einer palliativen Behandlung große Bedeutung für die Lebensqualität des Patienten.

Ursachen von schmerzhaftem Mund

Auftretende Schmerzen im Mundraum können auf unterschiedliche Ursachen zurückzuführen sein. In manchen Fällen können auch mehrere Auslöser parallel auftreten und die Situation dadurch verschlimmern.

Folgende Ursachen kommen am häufigsten bei einem schmerzhaften Mundraum vor:

- Entzündliche Prozesse (wie beispielsweise candida albicans)
- Tumorwachstum im Mund- bzw. Rachenraum
- Bläschen und Aphtenbildung
- Mukositis
- Zustand nach Radiatio

Auswahl medizinisch-pflegerischer Maßnahmen

Eine Reihe von medizinischen als auch rein pflegerischen Maßnahmen kann zu einer Linderung und im besten Fall zur Regenerierung eines schmerzhaften Mundraums beitragen. Wichtig ist es hierbei wiederum: Erst eine Möglichkeit über einige Tage testen und bei Nichterfolg auf Alternativangebote umsteigen.

Folgende Maßnahmen können zu einer Linderung der bestehenden Symptome führen:

- Applikation von Lokalanästhetika (beispielsweise Mundisal® Gel)
- Nach Arztanordnung anästhesierende Mundsprays oder Lutschtabletten (modifiziert nach Pflegeleitlinien der DGP 2014):
  - Xylocain® Gel → und Spray

- Dynexan® Gel (enthält keinen Alkohol)
- Eisstückchen lutschen lassen
- Subcutin® Lösung
- evtl. systemische Schmerztherapie
- Anästhesierende Gels oder Lutschtabletten (z. B. Dynexan Gel®, Zahnerol N®)
- Rezept Reisschleim: zur Behandlung schmerzhafter Prozesse in Rachen und Speisröhre:
  - 30 ml Xylocain® 4 % (Lokalanästhetikum)
  - 8 mg Fortecortin® (Cortison)
  - 300 ml Reisschleim (aus Milch und Reisflocken)

5.8 Maßnahmen bei Soorinfektion

Beeinträchtigungen des Immunsystems, wie es bei multimorbiden und tumorbedingten Erkrankungen häufig ist, führen sehr oft zu Pilzinfektionen (= Soor) im Mundraum. Eine medikamentöse Therapie basierend auf einer gründlichen Mundpflege führt in aller Regel zu einer Linderung und Abheilung der Symptome.

> Pilzbeläge werden häufig mit normalem weißlichem Belag durch geringen Abrieb bei reduzierter Kau- und Sprechaktivität verwechselt.

Ursachen von Soorinfektion

Die Auslöser einer Soorinfektion sind verschiedenartig angelegt. Hauptauslöser sind physischer Art:

- Störung des Immunsystems

- Tumorerkrankung oder andere systemische Erkrankungen
- Antibiotika, Kortikoid- oder Zytostatikatherapie
- Lokale Radiatio
- Nicht regelmäßig ausgeführte Mundhygiene

Auswahl medizinisch-pflegerischer Maßnahmen

Linderung und Abheilung dieses Symptoms wird in aller Regel durch Medikamente (nach Verordnung) herbeigeführt.

- Nystatin® oder Ampho Moronal® in die Mundhöhle über einen Zeitraum von ungefähr einer Woche applizieren → Indikation genau abwägen im Hinblick auf die Lebensqualität
- Mundspüllösung mit Betaisodona® Lösung
- Mundspülung mit Salbeitee
- Helgaoöl®, Rhatania-Tinktur, Sanddornfurchtfleischöl
- Bombastus-Mundwasser
- Mundpflegelösungen mit Panthenol, Salviathymol® oder Kamillenextrakten

Bei systemischem Befall, das heißt der Soor hat sich auf Körperteile wie die Speiseröhre ausgebreitet, hilft eine Therapie mit:

- Fluconazol (Diflucan®)
- Ketoconazol (Nizoral®)

5.9 Maßnahmen bei Borken und Belägen

Borken und Beläge im Mundraum bilden sich durch eingeschränkte Kau- und Schlucktätigkeit, Mundtrockenheit und eine ausgeprägte Mundatmung. Die Borken und Beläge bilden sich auf der Zunge, am Gaumen und in den Wangentaschen. Das Sprechen und Schlucken kann durch dieses Symptom sehr beeinträchtigt sein und somit die Lebensqualität des Betroffenen erheblich einschränken. Ein intakter Mundraum kann durch das Einweichen und sehr vorsichtige Ablösen der Borken und Beläge wiederhergestellt werden. Entscheidende Handlungsaspekte stellen hierbei das Wohlbefinden und die Freiwilligkeit des Betroffenen dar.

Ursachen von Borkenbildung

Borkenbildung wird durch ein oder mehrere Ursachen ausgelöst:

- fehlende Kautätigkeit, kein Abrieb
- fehlender Schluckakt
- eingeschränkte Mundhygiene
- Mundtrockenheit
- Mundatmung (mit offenem Mund)
- Entzündungen der Mundschleimhaut
- Flüssigkeitsmangel

Auswahl von pflegerischen Maßnahmen

Bei diesem Symptom können einige, möglicherweise etwas unübliche, Anregungen zum einfachen Entfernen der Borken und Beläge beitragen.

- Sahne vorsichtig auf die Zunge bzw. betroffenen Areale im Mund träufeln. Mit einem Mundpflegetupfer vorsichtig verteilen. (Portionskaffeesahne eignet sich sehr gut.)
- Bepanthen® Lösung oder Nasen-Augensalbe → vorsichtig die Borken damit bestreichen und anschließend vorsichtig lösen.
- Mandelöl, Olivenöl, Sesamöl etc. → vorsichtig die Borken damit bestreichen und anschließend vorsichtig lösen.
- Rosenhonig oder herkömmlicher Honig (→ Honig wirkt hygroskopisch).

- Mit Brausepulver (Ahoi®brause) Zunge, Wangentasche und Gaumen benetzen und mit ein bisschen Wasser beträufeln.
- Kohlensäurehaltige Getränke wie beispielsweise Sprudel, Bier oder Sekt → die betroffenen Stellen damit beträufeln und anschließend vorsichtig die Borken ablösen.
- Vitaminpasten oder -gels (z. B. Mulgatol®) → vorsichtig die Borken damit bestreichen und anschließend vorsichtig lösen.
- Bei orientierten Patienten können gefrorene Obststückchen zum Lutschen angeboten werden. Die Ablösung erfolgt über die Reibung der Zunge. (Obststückchen in Tropfenbecher geben, Deckel beschriften und anschließend einfrieren.)
- Kauen harter Brotrinde oder fetter Wurst z. B. Salami
- Cave: Die beiden letzten Möglichkeiten sind für bewusstseinseingeschränkte Patienten nicht geeignet → Aspirationsgefahr!

5.10 Maßnahmen bei Hypersalivation

Vermehrter Speichelfluss aufgrund zunehmender Speichelproduktion kann für einige Betroffene ein sehr gravierendes Symptom darstellen. Nur sehr wenige Patienten sind von einer Hypersalivation betroffen. Für diese ist dieses Symptom dafür umso lebensbedrohlicher, da beispielsweise bei ALS-Patienten (= Amyotrophe Lateralsklerose) oder bei anderen vor allem neurologischen Erkrankungen oder bei tumorbedingten neurologischen Einschränkungen der Schluckakt nur noch zum Teil oder gar nicht mehr vorhanden ist und die Betroffenen daher aufgrund der bestehenden Dysphagie an ihrem eignen Speichel aspirieren können.

Ursachen von Hypersalivation

Auslöser für eine Hypersalivation sind unter dem palliativen Aspekt hauptsächlich im neurologischen Bereich anzusiedeln. Es gibt auch noch vielfältige andere Ursachen (→ Schwangerschaft etc.), auf die in diesem Kontext nicht näher eingegangen wird.

- Psychoneurale Ursachen wie beispielsweise Aufregung oder Schmerzen
- Erkrankungen des ZNS wie beispielsweise ALS oder Parkinson
- Lähmungen einzelner Hirnnerven (→ nervus vagus, nervus glossopharyngeus)

Medizinisch-pflegerische Maßnahmen

In einer palliativen Situation ist es unerheblich die Ursache, sprich die Grunderkrankung, zu behandeln. Die Linderung des quälenden Symptoms und somit die Wiederherstellung der Lebensqualität stehen an oberster Stelle.

- Das Scopolaminpflaster ist kleines rundes Pflaster, das hinter das Ohrläppchen geklebt wird und bis zu vier Tage dort belassen werden kann. Die Speichelproduktion wird dadurch merklich reduziert.
- Betaisodona® Tropfen nach Arztanordnung
- 90 Grad Seitenlagerung → das Aspirationsrisiko wird durch Abfließen lassen des Speichels minimiert.
- Die Mundhöhle regelmäßig mit trockenen Watteträgern »austupfen«.
- Den Speichel mittels eines kurzen Einmalkatheters und einer Blasenspritze absaugen (→ kaum invasiv).
- Mittels Absauger den Speichel entfernen (→ sehr invasiv; dadurch unangenehm für den Betroffenen).

5.11 Auswahl von Tees zur therapeutischen Mundpflege

Tab. 5.1: Teeauswahl

Therapeutischer Tee	Zubereitung	Wirkung	Anwendung
Kamille	1–2 Teelöffel losen Tee mit 150 ml heißem Wasser übergießen; 10 Min. ziehen lassen und absieben.	Entzündungshemmend, antibakteriell, beruhigend und schmerzlindernd	Entzündungen des Zahnfleisches und der Schleimhaut im Mund- und Rachenraum
Salbei	1 1/2 Teelöffel geschnittene Blätter mit 150 ml heißem Wasser übergießen; 3 Min. ziehen lassen und absieben.	Antibakteriell, fungistatisch, virostatisch, adstringierend	Bei Entzündungen im Mund- und Rachenraum; bei Stomatitis und Gingivitis; bei Tumorwachstum oder -zerfall im Mund- und Rachenraum
Thymian	1–1 1/2 Teelöffel Thymian mit kochendem Wasser 150 ml übergießen; 10 Min. ziehen lassen und absieben.	Durchblutungsfördernd, antibakteriell, fungizid, desodorierend	Entzündungen des Mund- und Rachenraums, Prophylaxe und unterstützende Behandlung bei Soor und Mundgeruch
Ringelblume	1 Teelöffel Blüten mit 150 ml heißem Wasser übergießen; 5–10 Min. ziehen lassen und absieben.	Desinfizierend, adstringierend, abwehrsteigernd	Entzündungen des Mund- und Rachenraums
Malve	2–3 Teebeutel mit 250 ml heißem Wasser übergießen; 5 Min. ziehen lassen.	Reizlindernd, beruhigend	Irritationen und Entzündungen im Mund- und Rachenraum

5.12 Lippenpflege

Die Versorgung der Lippen gehört zum Bereich der Mundpflege dazu. Die Lippen sind der äußere Bereich des Mundes. Spröde und rissige Lippen schmerzen und beeinträchtigen das Wohlbefinden und die Lebensqualität des Betroffenen. Intakte Lippen tragen zu einem angenehmeren Gefühl bei.

Die Pflege von Lippen kann prinzipiell mit allen fetthaltigen Produkten praktiziert werden. Hier gilt der Leitsatz wie bei allen pflegerischen Maßnahmen: Die persönlichen Pflegeutensilien des Patienten mit einbeziehen. Hat der Patient keine eigenen Pflegeprodukte dabei, dann ist es ratsam, Alternativen anzuwenden. Durch eine detaillierte Biografie können geschmackliche Vorlieben und Abneigungen ermittelt werden oder An- und Zugehörige mit einbezogen werden.

Mögliche Produkte zur Lippenpflege:

- eigener Lippenpflegestift
- Bepanthen® Nasen-Augensalbe
- Olivenöl, Sesamöl etc.
- Salami-, Schinken-, Speckscheibe

6 Exulzerierende Wunden

Unter einem exulzerierenden Tumor versteht man den Zerfall einer Geschwürbildung, der meist mit schwerwiegenden Komplikationen, wie Blutungen, Sekundärinfektionen oder Sepsis, einhergeht.

Die wenigsten Menschen haben in ihrem näheren Umfeld Begegnungen mit körperlichen Entstellungen erlebt, da dieser Anblick in unserer medizinisch fortschrittlichen Gesellschaft selten geworden ist.

Exulzerierendes Tumorwachstum im Hals-Kopfbereich ist offensichtlich und raubt dem Betroffenen somit die Möglichkeit der Selbstbestimmung, seine Erkrankung zu verschweigen. Das äußere Erscheinungsbild spielt in der heutigen Zeit eine wichtige Rolle. Das reichhaltige Angebot im Beauty- und Wellnessbereich mit entsprechenden »Wunderprodukten« aus der Kosmetikindustrie und die steigende Nachfrage nach Schönheitsoperationen verdeutlichen den hohen Stellenwert von äußerlicher, körperlicher Schönheit.

Strahlendes und gesundes Aussehen scheint der Türöffner für Erfolg, Reichtum und zahlreiche soziale Kontakte zu sein und ist für viele Menschen eine wichtige Grundlage für ein positives Selbstwertgefühl.

Eine exulzerierende Wunde führt daher unweigerlich zur (Zer-)Störung des äußeren und oftmals auch inneren Körperbildes. Sie treten vornehmlich in fortgeschrittenen Stadien einer Tumorerkrankung auf. Ist eine Heilung des Tumors durch operative, strahlen- oder systemisch medikamentöse Therapien nicht mehr möglich, steht die Symptomlinderung und eine verbesserte Lebensqualität des Betroffenen sowie dessen An- und Zugehörigen – auch im Rahmen der Wundversorgung – im Mittelpunkt aller Handlungen.

6.1 Umgang mit exulzerierenden Wunden

Exulzerierende Wunden sind für alle Beteiligten, den Betroffenen, die An- und Zugehörigen und die Professionellen, eine große Herausforderung und auch Belastung. Das Fortschreiten der Erkrankung spiegelt sich im Wundwachstum und in der Zunahme der Symptome wider. Die sich zersetzende Wunden sind unansehnlich und haben fast immer einen sehr starken unangenehmen Geruch, fast Gestank, der als ekelerregend von den Beteiligten empfunden wird. Der Betroffene selbst nimmt den Geruch in den meisten Fällen kaum oder gar nicht wahr, da das Riechen durch die Behandlung der Erkrankung beeinträchtigt worden ist.

Die Betroffenen trauern um ihr altes Körperbild, sie sind sehr verletzlich, haben ihr Umfeld genau im Auge und wie dieses auf sie reagiert. Die offensichtliche Wunde macht die Erkrankung fortwährend gegenwärtig, so dass die Betroffenen sogar eine Abscheu gegen sich und ihren Körper entwickeln. Dies kann dazu führen, dass sich die Betroffenen schämen und sich letztendlich zurückziehen, da sie niemanden zur Last fallen wollen und am Ende ihres Lebens sozial isoliert sind. Die Betroffenen können keinen Einfluss auf die durch die vermehrte Sekretbildung nässende Wunde nehmen und versuchen ihre Bekleidung und die Bettwäsche vor Verschmutzung zu schützen, indem sie sich kaum oder gar nicht mehr bewegen – dadurch wird die vorhandene Mobilität nach und nach abnehmen und nicht selten in einer Immobilität enden (Schmid 2010b).

Qualitative Studien zeigen, dass Menschen, die über längere Zeit mit einer chronischen Wunde leben, vor allem unter der starken Exsudation und dem üblen Geruch der Wunden leiden. Beide Symptome werden als beschämend und beschmutzend erlebt. Dies wirkt sich negativ auf das Selbstwertgefühl und die Selbstsicherheit aus. Es ist eine Belastung im Alltag und im offenen Umgang mit anderen Menschen. Die Betroffenen beschreiben ein Gefühl des Kontrollverlusts, der Hilflosigkeit und Niedergeschlagenheit, da sie nichts gegen den Geruch und das Exsudat machen können. Sie fühlen sich wie ausgeliefert. Diese Machtlosigkeit führt häufig zu sozialem Rückzug, manchmal sogar innerhalb der eigenen Familie. Der Betroffene versucht sich selbst zu schützen, indem das Haus nicht mehr verlassen wird, räumliche Distanz zu Menschen gewahrt wird oder im Krankenhaus bewusst der Bettplatz am Fenster gewählt wird. Klinische Erfahrungen zeigen, dass betroffene Menschen häufig versuchen exulzerierende Wunden solange wie möglich vor ihren An- und Zugehörigen zu verbergen. Sie vermeiden direkten körperlichen Kontakt und versuchen sich bedeckt zu zeigen. In anderen Fällen wird die Wunde einschließlich belastender Symptome von den Betroffenen und deren An- und Zugehörigen verdrängt, bis hin zur Bagatellisierung und Verleugnung der Wunde. Die Verdrängung kann im schlimmsten Fall sogar soweit gehen, dass beispielsweise Schmerzen nicht wahrgenommen werden. Andere Symptome wie Exsudation und Geruch versuchen Betroffene im Alltag mit einfachen Mitteln wie Einlagen, Parfüms, Deosprays und Ähnlichem zu bewerkstelligen. Als Außenstehender ist es häufig schwer vorstellbar, wie betroffene Menschen mit exulzerierenden Wunden das Leben und den Alltag meistern und erst nach langer Zeit Unterstützung zulassen (können), häufig auf Drängen der verzweifelten An- und Zugehörigen.

Der Betroffene

Das Auftreten von Hautveränderungen macht das Fortschreiten der Erkrankung für den Betroffenen jeden Tag sichtbarer. Die Erkrankung wird nunmehr nicht nur innerlich wahrgenommen, sondern die offensichtlichen Veränderungen werden Tag für Tag vor Augen geführt. Nach und nach kommt es zu einer (Zer-)Störung seines Körperbildes und seiner Körperwahrnehmung.

Durch das äußerlich Sichtbare ist der Tumor immer präsent. Für den Betroffenen ist es somit nahezu unmöglich, seine unheilbare Erkrankung aus seinem Leben auszuklammern. Dadurch kann ein starkes emotionales Spannungsfeld beim Betroffenen aufkommen, das zwischen Emotionen wie Ekel (vor sich selbst), Scham, Wut, Verzweiflung oder Abneigung dem eigenen Körper gegenüber schwankt.

Treten zusätzlich noch andere großflächige Wunden auf, die bluten oder unangenehm riechen, wird die Symptomatik noch bedrohlicher und offensichtlicher. Zudem wird das Verbergen vor dem sozialen Umfeld kaum mehr möglich sein.

Der Betroffene muss sich dann nicht nur mit den Veränderungen und der Entstellung seines Aussehens, sondern sich auch mit oft ablehnenden, schockierenden Reaktionen seiner Mitmenschen auseinandersetzen. Der Betroffene kann das negative Verhalten seines sozialen Umfelds oft auf kognitiver Ebene nachvollziehen, dennoch lösen diese emotional einen sehr hohen Leidensdruck aus, der meist zu weitgehender Isolation von der Außenwelt, zu einer Wahrnehmung, nicht mehr zumutbar zu sein, und oft zum Wunsch nach Euthanasie führt.

Die An- und Zugehörigen

Exulzerierendes Tumorwachstum konfrontiert die An- und Zugehörigen ebenso wie den Betroffenen mit der Offensichtlichkeit und dem Fortschreiten der Erkrankung.

Dieses Symptom stellt für An- und Zugehörige in mehrfacher Hinsicht eine Überforderung dar. Sie erleben den emotionalen Leidensdruck ihres erkrankten nahestehenden Menschen, dem sie absolut hilflos gegenüberstehen. Zumal sie sich mit ihren ganz eigenen Emotionen wie beispielsweise Ekel, Abneigung und Scham beim Anblick des aufbrechenden zerstörerischen Tumors auseinandersetzen müssen. Überforderung mit der gesamten belastenden Situation bringen die An- und Zugehörigen häufig an den Rand der Verzweiflung, da sie kaum Unterstützung und Verständnis vom sozialen Umfeld, ihren Familien, dem Hausarzt, den pflegerischen ambulanten Diensten keine oder nur sehr geringe adäquate Hilfe zu erwarten haben.

Die An- und Zugehörigen geraten in ein Spannungsfeld zwischen der Verantwortung und der Versorgung gegenüber dem nahestehenden Menschen und ihren eigenen Emotionen, dieser belastenden Situation am liebsten entfliehen zu wollen.

Der Anblick der Wunde und die Geruchsbelästigung stellen für An- und Zugehörige oftmals eine schlimme hohe Belastung dar, so dass sie diese nur durch räumliche Distanz zum Betroffenen ertragen können. Diese Schutzreaktion der An- und Zugehörigen kann von der Umwelt als »sich abwenden«, alleine lassen interpretiert werden und letztendlich massive Schuldgefühle bei den An- und Zugehörigen auslösen. Zahlreiche An- und Zugehörige, die eine Wundversorgung ihrem nahestehenden Menschen zuliebe durchführen, erkennen an sich oft eine Art innere Distanz, die sie als Lieblosigkeit für sich erleben und schwer oder gar nicht einordnen können.

Die Pflegenden

Gerade bei der Behandlung von Betroffenen mit exulzerierenden Wunden wird der palliative Aspekt von Pflege deutlich. Der kurative Blickwinkel tritt völlig in den Hintergrund, wichtig ist nur noch, den Anblick, den Geruch und die Schmerzen für den Betroffenen und seine Mitmenschen soweit es geht erträglich zu machen und, soweit es in diesem herausfordernden Setting möglich ist, Lebensqualität zu schaffen und zu erhalten.

Dies fordert von den Pflegenden ein Höchstmaß an fachlicher und menschlicher Kompetenz. Die Wundversorgung und die Gestaltung des Verbandes unter symptomorientierten, praktischen und kosmetischen Gesichtspunkten verlangt kompetentes und kreatives pflegerisches Denken und Handeln. Hierfür brauchen Pflegende entsprechendes Fachwissen, eine hohe Kompensationsfähigkeit, denn auch für sie stellt der Anblick exulzerierender Wunden mit dem gleichzeitigen Anspruch ganzheitlicher Pflege eine große Herausforderung dar. Es besteht die Gefahr, den Betroffenen ausschließlich auf seine Wunde zu reduzieren, und ihn nicht mehr als Menschen wahrzunehmen.

Auch bei Pflegenden treten manchmal Gefühle wie Ekel, Abscheu und Berührungsängste auf, die jede Pflegekraft mit ihren eigenen individuellen Grenzen konfrontiert. Gleichzeitig besteht ein hohes Maß an Mitleid und Fassungslosigkeit angesichts dieser Wunden. Die Supervision bietet einen guten Rahmen diese Gedanken zu besprechen und Umgangsweisen für sich zu erlernen (Schmid 2010b).

6.2 Ziele in Bezug auf exulzerierende Wunden

Bei der palliativen Wundversorgung stehen die Schmerzreduktion, die Geruchseindämmung und ein ästhetischer Verband zur Verbesserung der Lebensqualität an vorderster Stelle. Maßnahmen zur Heilung wie beispielsweise häufiges Umlagern, therapeutische Wundbehandlung und offene Wundbehandlung verringern die Lebensqualität des Betroffenen ungemein. Die kostbare verbleibende Lebenszeit benötigen die Betroffenen für ihre An- und Zugehörigen oder für Aktivitäten, die noch sehr wichtig für sie sind.

Der Betroffene

- erhält bestmögliche fachgerechte medizinische und pflegerische Unterstützung zur Linderung der quälenden Symptome, die durch den exulzerierenden Tumor auftreten.
- fühlt sich mit seinen Ängsten in Bezug auf seine unheilbare Erkrankung nicht allein.
- erhält die Möglichkeit, seine Emotionen und Gedanken wie beispielsweise Verzweiflung, nicht mehr leben zu wollen oder Wut, aussprechen zu dürfen und fühlt sich dadurch in seiner Ganzheitlichkeit als Mensch wahr- und ernst genommen.
- bekommt den Raum, sich mit seinem veränderten Körperbild auseinanderzusetzen und Sprachlosigkeit zu überwinden.

Die An- und Zugehörigen

- fühlen sich mit ihren eigenen Ekelgefühlen, Ängsten und Hilflosigkeit verstanden und ernst genommen. Sie bekommen Gelegenheit, diese unbefangen in einem geschützten Rahmen zu äußern.
- lernen Verhaltensweisen kennen, wie sie den Anblick und/oder Geruch des exulzerierenden Tumors besser ertragen, und können dadurch ihre Berührungsängste verringern bzw. überwinden.

- lernen zu verstehen, wie groß die Belastung dieses Symptoms für den Betroffenen ist.
- lernen Möglichkeiten und Grenzen der palliativpflegerischen Maßnahmen kennen.

Die Pflegenden

- wissen, dass sich die Intention in der Behandlung eines exulzerierenden Tumors von der Zielsetzung anderer Wundversorgung unterscheiden kann.
- sind in der Lage, entsprechend dem Ausmaß der exulzerierenden Wunde Pflegemaßnahmen auszuwählen, die dem Betroffenen ein Höchstmaß an Wohlbefinden, Lebensqualität und Selbstständigkeit ermöglichen.
- nutzen die Möglichkeit, Stomatherapeuten oder Wundmanager in die Behandlung zu integrieren.
- versuchen durch ausgewählte Maßnahmen zusätzliche Beschwerden sowie Infektionen und Blutungen zu vermeiden und führen ein individuelles Geruchsmanagement durch.
- reflektieren die Bedeutung eines exulzerierenden Tumors für den Betroffenen und die An- und Zugehörigen im täglichen Leben.
- nehmen dem Betroffenen auch angesichts seines entstellten Körperbildes als ganzen Menschen wahr und schenken ihm Zuwendung. Oder: Der Mensch ist mehr als seine Wunde!
- Alltag aufrechterhalten
- Frühzeitige, multidisziplinäre Vorausplanung von potentiellen Notfällen z. B. arterielle Blutung
- Unterstützung des Betroffenen im Erleben und in der Auseinandersetzung mit veränderter Sexualität, Intimität und Partnerschaft
- erkennen die Belastung durch die Behandlung der exulzerierenden Wunden und können ihre eigenen Grenzen akzeptieren.
- reflektieren und akzeptieren ihre eigenen Gefühle und kommunizieren diese im Palliative Care Team oder während der Supervision.

Ziele mit Bezug auf das physische Wohlergehen und die Wundversorgung

- Linderung wundbezogener Schmerzen
- Geruchslinderung
- Exsudatmanagement
- Atraumatische Verbandswechsel: Blutungen vermeiden und falls möglich Blutstillung
- Schutz des Wundrands/Wundumgebung
- Auswahl kosmetisch akzeptabler Wundauflagen
- Verhinderung/Behandlung von Infektionen

6.3 Symptome und mögliche Komplikationen bei exulzerierenden Tumoren

Eine Reihe von Herausforderungen bei der Versorgung von exulzerierenden Wunden kann einzeln oder auch parallel auftreten. Die häufigsten Komplikationen sind Sekundärinfektionen mit Geruchsbelästigung, Blutungen, Tumorzerfall und Schmerzen.

Sekundärinfektion mit Geruchsbelästigung:

- Wundinfektionen mit meist anaeroben Erregern
- Tumornekrosen

Blutungen:

- Blutungsneigung aus Wundrändern (oberflächlich)
- Blutung aus dem Tumor
- Unstillbare Blutung (Gefäßruptur)

Tumorzerfall:

- Sepsis

Schmerzen:

- Tumorwachstum
- Ablösen des Verbands
- Manipulation an der Wunde
- Angst

6.4 Maßnahmen zur Wundversorgung exulzerierender Tumore

Die Wundanamnese erfasst bei Menschen mit exulzerierenden Tumorwunden alle Aspekte, die für den Erhalt und die Verbesserung der Lebensqualität des Betroffenen wichtig sind. Das subjektive Empfinden steht hier im Mittelpunkt der möglichen abzuleitenden Maßnahmen.

Die Wahrnehmung, Einstellung, Wünsche und Bedürfnisse des Betroffenen sollen im Rahmen eines oder mehrerer Gespräche sensibel angesprochen werden. Verschiedene Assessments können hierbei unterstützend sein.

Der Einsatz von regelmäßig auszuführenden Assessments sollte sorgfältig überdacht werden und ist abhängig von der aktuellen Empfindlichkeit der Bertoffenen – physischen, psychischen und kognitiven Fähigkeiten, ihrer aktuellen Belastung und Belastbarkeit, der zu erwartenden verbleibenden Lebenszeit und der gesamten Situation.

Wundanalyse (= Wundassessment) ist die Beschreibung lokaler Wundsituationen anhand vorgegebener Parameter z. B. Wundgröße.

Eine eingehende Wundanalyse ist Voraussetzung für eine individuelle, angepasste Wundversorgung, für die Verlaufskontrolle und die Beurteilung der Wirkung der Maßnahmen. Die genaue Analyse der Wunde erfolgt nach Spülung der Wunde. Die erhobenen Befunde werden dokumentiert. Mit Einverständnis des Betroffenen kann eine Fotodokumentation der Wunde erfolgen. Dies sollte sehr sensibel angesprochen werden, dass der Betroffene sich nicht unter Druck oder zur Schau gestellt fühlt. Zusätzlich sollte wohl abgewägt werden, ob die dadurch entstehende Belastung für den Betroffenen den Nutzen rechtfertigt.

Das Assessment wird am Anfang der Behandlung erstellt. Die Wunde wird bei jedem Verbandswechsel neu beurteilt auf Veränderungen und Auffälligkeiten.

Wundanalyse

a) Unterscheidung nach Wundarten
   - exulzerierender maligner Tumor
   - Dekubitus mit Gradeinteilung
   - etc.
b) Wunddauer
   Dokumentation wie lange die Wunde besteht. Mit zunehmendem Tumorwachstum können starke Abweichungen zwischen Wundgröße, -tiefe und Beschaffenheit der Wunde beobachtet werden.
c) Wundlokalisation
   Damit ist der exakte Wundort gemeint z. B. Mamma links und aufgezeichnet z. B. Einzeichnen in einem Dokumentations-Körperbild. Die Wundausrichtung kann mit Hilfe der Uhrmethode festgehalten werden (12 Uhr steht für Kopf, 6 Uhr steht für zu den Füßen gerichtet).
d) Wundgröße
   Regelmäßige Verbandswechsel sind bei der Behandlung einer kurativen Wundbehandlung wichtig, um den Erfolg der Maßnahme beurteilen zu können. Palliative Wundbehandlung dient dem Zweck die Lebensqualität für den Betroffenen zu verbessern. Eine exakte Dokumentation der größer werdenden Wunde steht hier im Hintergrund. Ansonsten kann die Wundgröße anhand eines Papierlineals gemessen werden.

e) Wundgrund
Nach gründlicher Wundreinigung wird der Wundgrund beschrieben. Auf dem Wundgrund ist meistens ein gelber Belag, das sogenannte Fibrin. Feuchter, eher weicher gelber Belag, der nicht am Wundgrund verhaftet ist, weist auf eine feuchte Nekrose hin. Schwarzer Belag hingegen zeigt sich einer trockenen Nekrose oder auch bei Blutverkrustungen. Das Granulationsgewebe ist Bindegewebe und wächst aus der Tiefe des Wundgrunds. Das Granulationsgewebe sieht körnig und durch das Einsprießen von Blutgefäßen eher rosig, gut durchblutet aus. Ephitelgewebe hat eine blassrosa Farbe, oft als »helles Häutchen« erkennbar.

f) Wundgeruch
Die Beschreibung des Geruchs ist in aller Regel subjektiv z. B. süßlich, fäkal, faulig, etc. Aus diesem Grund ist von einer qualitativen Bewertung abzuraten. Die Wahrnehmung des Geruchs kann aber qualitativ erfasst werden. Eine quantitative Erfassung ist stattdessen zu empfehlen:

Sehr stark	Der Geruch ist überall wahrnehmbar; Verband ist intakt
Stark	Der Geruch ist bei Betreten des Zimmers (1,5–3 Meter vom Patienten) wahrnehmbar; der Verband ist intakt
Moderat	Der Geruch ist unmittelbar beim Patienten wahrnehmbar; der Verband ist intakt
Leicht	Der Geruch ist unmittelbar beim Patienten wahrnehmbar; der Verband ist entfernt
Kein	Kein Geruch wahrnehmbar; gelöster Verband

g) Blutungen der Wunde
Sinnvoll zur Einschätzung und Beschreibung von Blutungen sind Unterscheidungen nach möglichen Auslösern z. B. Kontaktblutung oder Spontanblutung oder nach Stärke und Ausmaß der Blutung:
⇨ keine Blutung

⇨ leichte, oberflächliche Blutung
⇨ Mäßig starke Blutung
⇨ Akute, starke Blutung

h) Wundrand
Wundrand ist der unmittelbare Übergang von der Wunde zur Umgebungshaut. Der Wundrand kann folgendermaßen beschrieben werden:
⇨ gut begrenzt
⇨ diffus
⇨ erhaben
⇨ eingerollt
⇨ zerklüftet
⇨ mazeriert

Cave: Auf die klassischen Entzündungszeichen (Rötung, Schmerz, Schwellung, Überwärmung, eingeschränkte Funktion) achten!

i) Wundumgebung
Die Wundumgebung beschreibt das umgebende Hautareal.
⇨ Hautstruktur: straff, trocken, feucht, glatt, glänzend, pergamentartig, elastisch, geschwollen, mazeriert
⇨ Hautfarbe: gerötet, blass, livide, bräunlich
⇨ Hauttemperatur: normal, überwärmt

j) Wundexsudat
Das Exsudat kann bezüglich seiner Qualität und Quantität beschrieben werden:

Massiv	Verband und Kleidung sind durchtränkt
Sehr stark	Verband und Kleidung sind nass
Stark	Verband und Kleidung sind feucht
Mittel	Verband ist feucht, Kleidung an einigen Stellen feucht
Moderat	Nur der Verband ist nass
Wenig	Nur der Verband ist feucht
Kein	Verband ist trocken

Für aussagekräftige und vergleichbare Aussagen sollten die Häufigkeit der Verbandswechsel, die Wechselintervalle und gegebenenfalls die Zeit seit dem letzten Verbandswechsel angegeben werden.

k) Die Qualität des Exsudats
Beurteilung hinsichtlich Farbe und Konsistenz z. B.
   - milchig
   - trüb
   - klar
   - dünn- und zähflüssig

Fragen zu möglichen Einschränkungen der exulzerierenden Wunde für den Betroffenen

- Besteht einschränkender Juckreiz?
- Ist der Geruch der Wunde unangenehm?
- Einschränkungen/Unwohlsein bedingt durch den Verbandswechsel?
- Ausreichende Sicherheit bei Blutungen? Notfallset?
- Wird der Verband grundsätzlich als angenehm empfunden?
- Schränkt der Verband das Aussehen ein? Können hier Verbesserungen vorgenommen werden?
- Wirkt sich die Wunde/der Verband auf soziale Interaktionen aus? Wenn ja, wie?
- Wirkt sich der Verband auf das Schlafverhalten aus?
- Besteht durch den Verband eine Bewegungseinschränkung?
- Besteht durch die Wunde funktionale Herausforderungen z. B. beim Hören, Sehen oder der Nahrungsaufnahme?
- Bestehen wundbedingte Schmerzen? → VAS, NAS
- Wirkt sich die Wunde auf die partnerschaftliche Nähe aus?

Auswahl medizinisch-pflegerischer Maßnahmen

Dem Betroffenen kann mit zahlreichen medizinischen als auch pflegerischen Behandlungsmöglichkeiten der exulzerierenden Wunde

Linderung verschafft werden und somit auch einen Beitrag zur Verbesserung dessen Lebensqualität darstellen.

- Sezernierende, fistelnde Wunde
    - Stark resorbierendes Verbandsmaterial verwenden, wie beispielsweise kalziumalginathaltige Algosteril anlegen
    - Nach Möglichkeit Sekret auffangen, nicht verteilen, da Hautmazeration entstehen kann
    - Zinkpaste auf Wundränder, Panthenolsalbe auf umgebene Haut
    - Schutz der Umgebung evtl. durch Hautschutzplatten
    - Eventuell Stomapräparate (Hautschutzplatte) hinzuziehen
    - Bei sehr schwierigen Wunden eine Stomaberatung mit in die Versorgung einbeziehen
- Nekrotische Wunde
    - Trockener Verband
    - Nekrosen nach Möglichkeit abtragen (andernfalls reduzierte Heilungschancen)
    - Mazeration vermeiden
- Blutende Wunde/Wundränder
    - Komprimieren der blutenden Wunde
    - Eiswürfel aus NaCL 0,9 % mit Adrenalin auf oberflächliche Kapillarblutungen legen
    - Bei leichterer Blutung: Getränkte Kompresse mit Xylometazolin (Otriven®) und damit die Blutungsquelle bedecken gegebenenfalls komprimieren → off-label-use
    - Alternativ: getränkte Kompresse mit Suprarenin® 1 : 10.000
    - Bei stärkerer Blutung: Resorbierbare Hämostyptika wie beispielsweise Tabotamp®, Spongostan Standard®, Gelita Tampon®
    - Hämostyptika, die durch die Aktivierung von Gerinnungsfermenten blutstillend wirken wie beispielsweise Clauden Gaze®, cave: nicht resorbierbar
    - Auflegen oder lockeres Eintamponieren von Alginatkompressen
    - Alternativ, kostengünstig und leicht verfügbar ist die topische Applikation von Sucralfat-Suspension (Ulgocant®) auf

die Blutungsquelle → off-label-use; cave: Nicht auf Wunden applizieren, die aktuell bestrahlt werden
- Ablösen des Verbands durch Auflegen von Kompressen, die in Salbeitee getränkt wurden (die im Tee enthaltenen Gerbstoffe führen zur Blutstillung)
- Wunde ohne großen Druck spülen
- Prophylaktisch: Verkleben des Verbands mit den Wundrändern vermeiden
- Bei gefäßnahen Wunden und drohender Gefäßruptur Notfallmedikation mit entsprechenden Materialien (Sedativa, Morphin und Anxiolytika) im Patientenzimmer deponieren. (Vorteil: die Pflegekraft muss das Zimmer nicht verlassen, sie hat alles vor Ort; kann somit dem Patienten Sicherheit geben)
- Bei drohender Spontanblutung großes grünes oder dunkelblaues Handtuch bereitlegen. Cave: kein rotes Handtuch! → wirkt sehr bedrohlich in einer bereits angespannten Situation. Bei einem dunklen Handtuch wirkt das aufgesaugte Blut dunkel und nicht bedrohlich.
- Bei vaginaler Blutung Eiswasserspülung und Tamponade probieren
- Infizierte Wunde mit starker Geruchsbildung
  1. Reinigung der Wundfläche
     - Spülen der Wunde mit NaCL 0,9 %
     - Ggf. Baden oder Duschen
  2. Behandlung der Infektion
     - Lokales Spülen der Wundfläche mit Antibiotikalösung je nach Erregerspektrum beispielsweise Metronidazol®
- Geruchsbeseitigung
  - Kohlepulver in eine saugfähige Kompresse (→ Vorlagen) füllen (bindet Geruch und Flüssigkeit)
  - Die mit Kohle präparierte saugfähige Kompresse auf die Wundgaze legen. Bindet Geruch und auch Wundsekret
  - Alternativ oder bei hartnäckiger Geruchsbelästigung zusätzlich 2 % Chlorophylllösung oder Dragees zur Geruchsreduzierung verwenden
  - Je nach Bedarf noch zusätzliche Saugkompressen auflegen

- Kräuterduftkissen je nach Bedarf und Wunsch auf den Verband legen
- Verbesserung der Raumluft durch elektrische Duftlampe; nasse Kompressen mit Duftöl beträufeln und im und vor dem Zimmer verteilen, einige Tropfen Aromaöl auf das Kopfkissen träufeln (An- und Zugehörige) → herbe, frische Düfte, keine süßen schweren Düfte verwenden; gemahlener Kaffee auf einem kleinen Teller bindet auch unangenehme Gerüche
- Nilodor (künstlicher Geruchsbinder)
- Topisch oder systemisch Metronidazol (Clont®) gegen geruchserzeugende Anaerobier
- Metronidazol-Ovula für zerfallende Vaginaltumore
- Metronidazol Tabletten können in Stomabeutel eingelegt werden
- Metronidazol Injektionslösung kann über einen Ultraschallvernebler inhaliert werden. So kann der Geruch von Tumoren im HNO-Bereich und in der Lunge reduziert werden
- Metronidazol Injektionslösung in eine kleine Sprühflasche geben. Damit können schwer zugängliche Wunden, Höhlen, Fisteln und Öffnungen besprüht werden
- Maaloxan® Suspension topisch
- Joghurt-, Quark- oder Honigverband → kann die Schorfbildung fördern und brennende lokale Schmerzen lindern (Ph-Veränderungen, Hyperosmose)

- Schmerzhafter Verbandswechsel
  - Einsatz eines nicht verklebenden perforierten Wunddistanzgitters aus Silikon Lomatuell® von Ioman Rauscher, Adaptic touch® oder Cutimed® Siltec®.
  - Alternativ: normales Wunddistanzgitter mit reichlich Silikonsalbe bestreichen
  - Ausreichendes Schmerzmanagement vor dem Verbandswechsel
  - Bei wenig sezernierenden Wunden kann Askina® Dresil Border (▶ Abb. 6.1 und ▶ Abb. 6.2) verwendet werden
  - Schnellwirksames Schmerzmittel wie beispielsweise Fentanyl Nasal® für Durchbruchschmerzen während des Verbandswechsels

> **Grundsätze zur Minimierung von Schmerzen beim Verbandswechsel**
>
> - Regelmäßiges Schmerzassessment vor, während und nach dem Verbandswechsel
> - Den Betroffenen bei der Behandlung mit einbeziehen und mitentscheiden lassen. (Zeichen vereinbaren bei kommunikationseingeschränkten Patienten.)
> - Das Reinigen der Wunde erfolgt sanft, ohne grobes Auswischen oder dem Einsatz von kalten Spüllösungen
> - Wahl der geeigneten Methode zur Wundreinigung
> - Wahl von Verbänden, die Schmerzen auslösen können, auf ein Minimum reduzieren
> - Optimaler Wundrandschutz (Cavillon®, Zinkcreme®) zur Vermeidung schmerzhafter Mazeration

- Abdecken der Wunde
  - Auflegen wirkstofffreier Wundgaze, um ein Verkleben der Wunde mit dem Verbandmaterial zu vermeiden
  - Die Wundränder mit Zinkpaste bestreichen
  - Haushaltsfrischhaltefolie über die Saugkompresse spannen und die Enden der Frischhaltefolie auf die Zinkpaste platzieren (dichtet nach außen ab, nur kurzfristig anwendbar beispielsweise für einen Ausflug)
  - Eventuell mit saugfähiger Einmalunterlage bedecken und diese je nach Lokalisation der Wunde fixieren

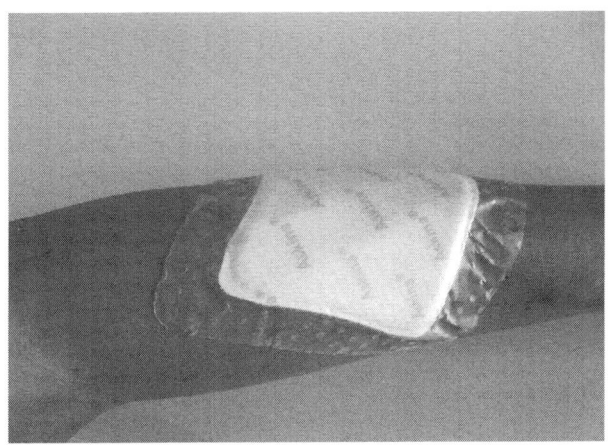

Abb. 6.1: Askina® Dresil Border der Firma B. Braun Melsungen AG bei leicht sezernierenden Wunden

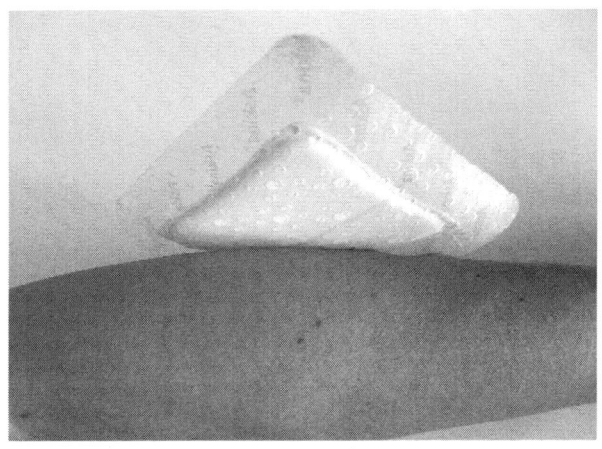

Abb. 6.2: Askina® Dresil Border der Firma B. Braun Melsungen AG löst sich problemlos und ohne Schmerzen von der Haut; beim Ablösen werden keine Haare mit entfernt

6.5 Entstellende Wunden

Bei offensichtlich entstellenden Wunden ist viel Kreativität, Kompetenz und ein hohes Maß an Sensibilität von den Pflegenden gefragt. Die Entwicklung eines ansehnlichen Verbands steht im Vordergrund, um den Betroffenen im Rahmen der gegebenen Möglichkeiten Lebensqualität, sich als Mensch zu fühlen, einräumt und sie nicht in soziale Isolation verbannt.

> Frau L. mit exulzerierendem Mamma Ca wurde nach der OP, aufgrund einer großflächigen Wunde, eine Vakuum-Saug-Pumpe angelegt. Es kam zu massiven Blutungen, weshalb die Methode am zweiten postoperativen Tag auf eine konventionelle Wundbehandlung umgestellt wurde. Mit konventionellen Verbandsmaterialien war der Verbandswechsel sehr unangenehm und schmerzhaft für Frau L. Die Wunde war schmerzhaft, neigte zu Blutungen, exsudierte und roch sehr stark.
>
> Nach einiger Zeit wurde die Wundversorgung auf Askina® SilNet umgestellt. Wundgrund- und -rand wurden mit Distanzgitter ausgelegt und mit antiseptisch getränkten Kompressen belegt. Anfangs war die Sekretion noch recht stark, so dass der sekundäre Verband öfters erneuert werden musste. Blutungen zeigten sich durch den seltenen primären Verbandswechsel reduziert. Bereits nach kurzer Zeit waren die Wundränder sehr geschmeidig und die gesamte Wunde reduzierte sich um ca. 2 cm. (Lexa 2011e)

6.6 Exkurs: Ekel

Ekel scheint gerade bei Pflegenden vielerorts noch ein Tabuthema zu sein. Der eigene, aber auch der Anspruch von außen scheinen dieses Verhalten noch zu unterstützen, dass Pflegende bei den täglichen Verrichtungen keinen Ekel zeigen dürfen. Sogenannte Ekelverbote sind geprägt durch Aussagen wie »Pflegende dürfen sich vor dem Ekelhaften nicht ekeln« oder »die Pflegenden dürfen weder irgendwelche Zeichen von Ekel erkennen lassen, noch jemals in Gegenwart eines Kranken eine Bemerkung über den Geruch machen«.

Gerade in der palliativen Pflege ist es wichtig, aufrichtig gegenüber dem Betroffenen, aber auch sich selbst gegenüber zu sein. Das heißt auch, dass negativ besetzte Emotionen wie Ekel ausgesprochen werden müssen. Ansonsten ist es sehr schwierig, sich auf das Gegenüber einzulassen, wenn man selbst nicht in seiner Mitte ist.

> **Drei Abstufungen von Ekel nach Sowinski (1996)**
>
> *Stufe 1*
> Pflegende werden mit Ausscheidungen bei Inkontinenz konfrontiert, sie beobachten Tischmanieren, die gegen die kulturellen Regeln verstoßen (z. B. mit den Fingern im Essen des Tischnachbars rühren).
>
> *Stufe 2*
> Pflegekräfte werden mit abgestorbenem Gewebe konfrontiert (z. B. exulzerierende Wunden, Wegputzen von Erbrochenem, verschmierter Kot, Schleim).
>
> *Stufe 3*
> Mund von Kot säubern. Im Mundbereich befinden sich Geschmacks- und Geruchssinn, deshalb werden Ekel erregende Situationen am/im Mund am wenigsten verkraftet.

Das Ekelgefühl tritt meistens spontan in einer bestimmten Situation auf und ist kaum regulierbar. Die Auslöser werden über den Geruchs-, Seh-, Tast- und Hörsinn wahrgenommen, der Mensch wird damit direkt konfrontiert und unser Körper reagiert mit entsprechenden Reaktionen wie beispielsweise Würgereiz. Der Ekel gegenüber Ausscheidungen, Sekreten und Gerüchen ist letztendlich nicht abgewöhnbar. Bewältigungsstrategien, die in den Arbeitsalltag integriert werden können, sind daher ratsam. Eine reflektierte Wahrnehmung hilft, zwischen dem Ekelauslöser und dem betroffenen Menschen zu unterscheiden. Können Pflegende dies nicht umsetzen, besteht die Gefahr, dass sie sich innerlich von dem kranken Menschen entfernen und diese wie ein Ding behandeln. Ekelgefühle können also im schlimmsten Fall eine Ablehnung von dem Kranken auslösen. Dieser Verlust an Zuwendung kann sich unmittelbar auf das Selbstwertgefühl des kranken Menschen auswirken. Die Betroffenen fühlen sich als Mensch nicht wahrgenommen und reagieren ihrerseits mit Unsicherheit und Wut auf die »unprofessionelle« Pflege.

Kranke Menschen ekeln sich oft vor sich selbst, zusätzlich ist ihnen die Situation bzw. das Aussehen vor anderen Menschen peinlich. Sie schämen sich und können dieser prekären Lage ohne fremde Hilfe kaum entkommen. Diese Menschen sind auf eine gute palliative Versorgung angewiesen. Beim Umgang mit den eigenen Ekelgefühlen können nachfolgende Ideen eine Unterstützung sein:

- Wahrhaftigkeit und Offenheit helfen weiter. Ein Perspektivenwechsel in die Rolle des kranken Menschen kann ein besseres Verständnis für die meist sehr unangenehme Situation nachvollziehbar machen.
- Humor hilft ebenfalls mit schwierigen Arbeitssettings besser umzugehen.
- Die Aufmerksamkeit auf den Menschen lenken und nicht auf den Ekelauslöser. Jeder Mensch hat etwas Schönes an sich.
- Durch bewusste Ablenkung kann der Ernst der Lage entschärft werden. In der Vergangenheit gab es zahlreiche schöne Erlebnisse, die in solchen Momenten bewusst aktiviert werden können.
- Teamgespräche und Supervision

- Kollegen um Unterstützung bitten, wenn die eigenen Grenzen überschritten werden.
- Zu zweit arbeiten: Die Verrichtung geht schneller und die Belastung wird auf mehreren Schultern getragen.

Dennoch ist es ebenso wichtig, bewusst Schutzfaktoren beim Aufkommen von Ekelgefühlen zu wählen:

- Eine vertrauensvolle Beziehung zu dem kranken Menschen aufbauen. Hilfreich kann hierbei sein, bewusst angenehme Pflegeverrichtungen wie beispielsweise eine Handmassage mit Rosenöl bei einem speziellen Patienten zu übernehmen.
- Eine angenehme Arbeitsatmosphäre schaffen wie beispielsweise durch helle Räume, Duschmöglichkeiten für das Personal und ausreichende Ersatzdienstkleidung.
- Für angenehmen Geruch sorgen durch Frischluft und Raumbeduftung.
- Nierenschalen und Steckbecken mit Gaze oder Papier auslegen, dann lässt sich der Inhalt leichter entfernen
- Bewusste Geruchspause: Einatmen von Zitronenöl auf dem Handrücken.
- Sich Zeit nehmen und die eigenen Emotionen bewusst wahrnehmen: Im Türrahmen des Patientenzimmers ankommen, innehalten und durchatmen. Inner- und außerhalb des Patientenzimmers bewusst differenzieren, so wird Anfang und Ende der Ekelsituation deutlich.
- Auszeit nach Ekelsituationen oder eine völlig andere Tätigkeit verrichten, wie beispielsweise Dokumentation oder Medikamente richten.
- Reinigungsritual nach einer Ekelsituation wie beispielsweise bewusstes Händewaschen oder einen neuen Kittel anziehen.
- Sich gut bei der Versorgung durch Handschuhe, Einmalschürze und gegebenenfalls durch Gesichtsschutz schützen.
- Desensibilisierungstechnik → sich mit ekelerregenden Situationen so lange konfrontieren bis kein Ekel mehr empfunden wird.

Pflegende sind Ekelsituationen immer wieder ausgesetzt. Das bewusste Wahrnehmen und ein professioneller Umgang mit den Ekelauslösern sind wichtig, um einen fürsorglichen Umgang mit sich selbst zu pflegen. Ohne die Einsicht, die emotionalen Belastungen zu erkennen und zu reflektieren, ist eine emphatische Umgangsweise mit den kranken Menschen nicht möglich.

6.7 Exkurs: Palliativpatienten mit Dekubitus

In der letzten Lebensphase eines Menschen sind die Nachteile eines Dekubitus zur Lebensqualität des Betroffenen gut abzuwägen. Denn eine Sache ist eindeutig, der Dekubitus wird bis zum Versterben des Betroffenen nicht mehr abheilen, daher gilt wie so häufig in einer palliativen Situation, weniger ist mehr.

> In einer palliativen Situation ist ein Dekubitus unter der Voraussetzung, dass alle Möglichkeiten ausgeschöpft wurden, kein Pflegefehler. Leider ist ein Dekubitus durch die zunehmende Schwäche und stark eingeschränkten Körperfunktionen oft unvermeidbar.

Im Expertenstandard zur Dekubitusprophylaxe wird sich für eine konsequente Vermeidung eines Dekubitus durch konsequent durchgeführte Prophylaxen ausgesprochen. Es wird aber auch ausdrücklich darauf hingewiesen, dass dieses Ziel nicht bei allen kranken Menschen anwendbar ist. Einschränkungen liegen laut dem Expertenstandard bei Menschen vor, »bei denen die gesundheitliche Situation gegen eine konsequente Anwendung der erforderlichen prophylaktischen Maßnahmen spricht (z. B. lebensbedrohliche Zuständen), eine Prioritätensetzung erfordert (z. B. Menschen in der Finalphase ihres Lebens) oder eine Wirkung der prophylaktischen Maßnahmen verhindert oder einschränkt (z. B. gravierende Störungen der Durchblutung unter Einnahme zentralisierender Medikamente)« (DNQP 2010, S. 19–20). Die Neuüberarbeitung des Expertenstandards (DNQP 2017) hat in diesem Kontext eine Neusichtweise entwickelt. Zunächst wird eine grundsätzliche Einwilligung des Betroffenen vorausgesetzt (DNQP 2017, S. 30) und es wird auf die pflegefachlichen Kompetenzen abgestellt, die beispielsweise »das bestehende Dekubitusrisiko, inklusive deren Prognose für die nächsten Stunden und Tage, z. B. zu erwartende weitere Entwicklung der Mobilität…« einschätzen soll und daraus Pflegemaßnahmen ableiten. (DNQP 2017, S. 37)

Die bestmögliche individuelle Entlastungslage ist wichtiger als ein exakt zeitlich durchgeführter Lagerungsplan. Die Lagerung und auch die Hautpflege sollen dem Wohlbefinden dienen und nicht als unangenehm empfunden werden. Hierfür eignen sich Lagerungshilfsmittel, die zum Teil eher unkonventionell sind wie beispielsweise ein Luftring, Lagerungskissen in Hörnchenform oder auch aufgeblasene Gummihandschuhe oder Luftballons. Ein Luftring aus dem Sanitätshaus oder ein Kinderschwimmring ermöglichen eine lange Entlastung am Steiß ohne 2-stündliches Umlagern. Diese Variante eignet sich sehr gut für Betroffene mit starker Dyspnoe oder für sterbende Patienten, da diese in der meist bevorzugten Rückenlage bleiben können. Mit einem Lagerungskissen in Hörnchenform (→ Corpomedkissen®) können Patienten gut seitliche gelagert werden. Das lange Kissen lässt sich vom Kopf, über den Rücken, am Gesäß entlang modellieren und stützt und stabilisiert den Körper, gleichzeitig bietet diese Lagerungsvariante unruhigen Patienten das Gefühl von Sicherheit und die Betroffenen nehmen ihre Körpergrenze besser wahr. Aufgeblasene Gummihandschuhe oder Luftballons eigenen sich sehr gut zur Freilagerung von Fersen.

Auch wenn die geeigneten Möglichkeiten für eine gute Prophylaxe in einer palliativen Situation eruiert worden sind, ist die Gefahr für die Entstehung eines Dekubitus aufgrund des schlechten Zustands der Betroffenen wesentlich höher als in anderen Bereichen der Pflege (Schmid 2010a). Die Durchblutung und ausreichende Versorgung des betroffenen Gewebes können, verursacht durch die Erkrankung, nicht mehr ausreichend sein, um die Entstehung eines Dekubitus zu verhindern.

Für einen sterbenden Menschen mit einem Dekubitus steht die Heilung nicht im Vordergrund. Trotzdem sollte so gut es geht auch in dieser herausfordernden Situation auf die Lebensqualität des Betroffenen geachtet werden:

- Schmerzen, die zusätzlich durch den Dekubitus verursacht werden, lindern.
- Infektionen nach Möglichkeit durch entsprechende Verbandswechsel vermeiden.
- Individuelle Verbandsmöglichkeiten umsetzen, die in erster Linie den Betroffenen nicht einschränken sollen (→ Kreativität).
- Individuelle, der Betroffenensituation angepasste Lagerungsmöglichkeiten.
- Den Betroffenen und seine An- und Zugehörigen über die Situation und die damit verbundenen Maßnahmen informieren.

Wenn Schmerzen ein Hinderungsgrund für eine regelmäßige Umlagerung sind, muss unbedingt eine angemessene Schmerzeinstellung vorgenommen werden oder vor der Maßnahme eine entsprechende Bedarfsmedikation verabreicht werden.

Gerade bei einem Dekubitus in einer palliativen Situation entsteht häufig eine Zerreißprobe für die Pflegenden zwischen der Ausführung ihrer Fürsorgepflicht und dem Betroffenenwunsch bzw. der Autonomie des Betroffenen. Oftmals fällt es schwer, dem Leitsatz »weniger ist mehr« zu folgen. Dennoch ist es zum Wohl des Betroffenen wichtig, die Problematik im Team unter Berücksichtigung des Patientenwillens zu besprechen und nach Möglichkeit einen gemeinsamen Nenner zu finden. Hierfür sind eine schriftliche Änderung in der Pflegeplanung und eine entsprechende Dokumentation notwendig, um die Differenzen zu den hauseignen Standards oder Richtlinien nach außen hin zu untermauern.

7 Pruritus

Juckreiz ist eine hautspezifische Empfindung, die eine Abwehrbewegung wie beispielsweise Kratzen auslöst. Juckreiz kann so quälend sein, dass die Lebensqualität der Betroffenen dauerhaft sehr stark eingeschränkt ist.

Sehr starker Juckreiz wird von Betroffenen häufig auch als sehr schmerzhaft empfunden. Der Betroffene wird von dem starken Drang beherrscht, sich ständig zu kratzen. Infolge des Kratzens können Hautläsionen entstehen, die weitere entzündliche Begleiterkrankungen nach sich ziehen.

Juckreiz, oder auch Pruritus genannt, gehört aufgrund der vielen möglichen Ursachen und nicht immer zufriedenstellenden Behandlungserfolgen zu den schwierig zu behandelnden Symptomen.

Bei der Behandlung des Pruritus ist die Ermittlung der möglichen Ursachen oder Auslöser Grundvoraussetzung für eine erfolgreiche Behandlung oder Linderung des Symptoms. Generell verstärkt sich Juckreiz in der Nacht, bei lokaler Wärmeanwendung und in Kontakt mit alkoholhaltigen Lösungen.

7.1 Umgang mit Pruritus

Pruritus ist ein palliatives Symptom, das für den Betroffenen, die An- und Zugehörigen und die Pflegenden als sehr schlimm empfunden wird. Die Behandlungsmöglichkeiten und -erfolge sind oftmals nicht zufriedenstellend. Begleitet wird der starke Juckreiz oftmals von zunehmender Unruhe, Schlaflosigkeit und Angst. Die

Betroffenen können meistens an nichts anders mehr denken als an den Juckreiz und konzentrieren sich dadurch sehr stark darauf.

Der Betroffene

Zitate einer Betroffenen:

> »Ich wünsche mir Bürsten.«

> »Die Augen möchte ich einzeln herausnehmen und mit der Zahnbürste bearbeiten, den Rachen mit der Flaschenbürste und die Nasenlöcher mit der Bürste für Reagenzgläser, damit endlich dieses Jucken aufhört... ich werde sonst noch verrückt.«

Juckreiz ist für den Betroffenen schon als isoliertes Symptom sehr belastend, doch verstärkt es zusätzlich das Erleben anderer vorhandener Probleme wie beispielsweise Unruhe, Angst und Schlaflosigkeit und gleichzeitig verstärken diese Symptome wiederum den Juckreiz. Es ist wie ein Teufelskreis.

Meist ist der Betroffene bereits mit unterschiedlichen Salben, Tinkturen und Pudern auf seiner langen Odyssee in Kontakt gekommen, oftmals ohne den gewünschten lindernden Effekt zu erreichen. Diese zum Großteil negativen Erfahrungen können sich in sehr verschiedenen Emotionen wie beispielsweise Ohnmacht, Aggression oder Verzweiflung widerspiegeln.

Das ständige Empfinden von Jucken, verbunden mit dem unsäglichen Wunsch zu kratzen, kann zum Mittelpunkt des Geschehens beim Betroffenen werden. Der Betroffene spürt sich selbst oft nicht mehr als Ganzes, sondern fühlt seinen Körper nur noch auf die juckenden Hautregionen oder Körperteile begrenzt.

Dies kann im schlimmsten Fall zum Verlust der eignen Identität führen, besonders bei Menschen, denen ihr äußeres Erscheinungsbild sehr wichtig ist (Kränzle 2010e).

Die An- und Zugehörigen

Ständiges Jucken und Kratzen erzeugen bei den Betroffenen eine hohe Körperanspannung, die sich nach außen häufig durch körperliche Agitiertheit widerspiegelt. Die permanente Unruhe, die von dem Betroffenen ausgeht, kann sich auf die An- und Zugehörigen und das gesamte soziale Umfeld übertragen. Zusätzlich löst der Juckreiz bei An- und Zugehörigen sowie dem behandelnden Team gleichermaßen eine Art Impuls zum ständigen Kratzen aus, den man selbst bei der theoretischen Bearbeitung des Symptoms wahrnimmt.

Persönliche Verzweiflung kann zu sanktionierendem Verhalten gegenüber dem kranken Menschen führen. Sätze wie beispielsweise »wenn du nicht sofort mit dem Kratzen aufhörst, komme ich dich nicht mehr besuchen«, zeigen klar die Not der An- und Zugehörigen.

Oftmals können An- und Zugehörige den Anblick des unruhigen und kratzenden nahestehenden Menschen sowie den damit verbundenen Leidensdruck kaum mehr ertragen. Aus der persönlichen Hilflosigkeit kann Unverständnis gegenüber dem Leid des Betroffenen wachsen, verbunden mit dem nachdrücklichen Wunsch, dass das elende Jucken endlich aufhört.

Durch langen und intensiv anhaltenden Juckreiz kommt es in aller Regel zu Hautdefekten. Die entstehenden Hautläsionen werden immer wieder aufs Neue aufgekratzt und haben keine Chance auf Heilung. Dadurch werden die An- und Zugehörigen permanent mit blutig verschmierter Haut, Kleidung und Bettwäsche konfrontiert, für An- und Zugehörige ein angsteinflößender und manchmal auch ekelerregender Anblick. Oftmals wissen sie nicht, wie sie mit dieser Situation adäquat umgehen sollen, ziehen sich daher zurück und Berührungsängste entstehen.

Die Pflegenden

Den Juckreiz als eigenständiges, schwer therapierbares und für den Betroffenen extrem belastendes Symptom zu realisieren und anzuerkennen, ist Grundvoraussetzung für eine erfolgreiche medizinische und pflegerische Behandlung. Wenn der Juckreiz pflegerisch nur als Begleiterscheinung oder Randsymptom erkannt und in diesem Stellenwert behandelt wird, ist das Ergebnis immer nicht Ziel führend und wird dem hohen Leidensdruck des Betroffenen nicht gerecht.

Es gibt für das Symptom Juckreiz pflegerische Maßnahmen wie beispielsweise Juckreiz lindernde Bäder oder spezielle Hautcremes, die kurzzeitig Linderung bringen. Die absolute Behebung dieses quälenden Symptoms ist bei Palliativpatienten meist nicht möglich. Dies führt meist zu einer hohen Frustration bei den Pflegenden, die sich hilf- und mach(t)los fühlen.

Dennoch ist es auch in schwierigen Behandlungsmomenten wichtig, sich zu verinnerlichen, dass der kranke Mensch im Mittelpunkt des Geschehens steht, der wahrgenommen und begleitet sein möchte (Kränzle 2010e).

7.2 Ziele in Bezug auf Pruritus

Die komplette Beseitigung des Juckreizes ist bei den Betroffenen kaum möglich. Umso mehr gilt es, die Linderungsmöglichkeiten herauszufinden. Da es um eine schnelle und möglichst effektive Therapie des belastenden Symptoms geht und bei Palliativpatienten der Juckreiz häufig durch vielschichtige Faktoren ausgelöst wird, ist ein polypragmatisches Behandlungskonzept sinnvoll.

Der Betroffene

- erhält medizinische und/oder pflegerische Unterstützung zur Linderung bzw. Beseitigung des Pruritus.
- fühlt sich in Bezug auf seinen Pruritus mit seinen Unsicherheiten ernst genommen, verstanden und nicht allein.

Die An- und Zugehörigen

- lernen zu verstehen, welche Bedeutung der Juckreiz für den Betroffenen hat.
- lernen Verhaltensweisen und praktische Hilfe kennen, um den Betroffenen mit Pruritus unterstützen zu können.

- fühlen sich mit ihren persönlichen und zum Teil negativ besetzten Emotionen wie Ekel und Wut verstanden und ihnen wird Raum gegeben, diese auch zu verbalisieren.
- lernen die Möglichkeiten und Grenzen der Behandlung von Pruritus kennen.

Die Pflegenden

- ordnen die Ursache des Juckreizes ein wie beispielsweise Hauttrockenheit, Neurodermitis oder Medikamente und wählen entsprechende pflegerische Maßnahmen aus.
- berücksichtigen, dass das Symptom Pruritus oftmals auch eine psychische Komponente haben kann und durch Faktoren wie Angst, Depression und Langeweile unter Umständen verstärkt werden kann.
- zeigen Verständnis für die psychische Belastung des Betroffenen und dessen An- und Zugehörigen durch den Juckreiz.
- erkennen, dass der Juckreiz und mögliche Sekundärinfektionen die Lebensqualität des kranken Menschen deutlich einschränkt.
- sind im engen Austausch mit den An- und Zugehörigen und leiten diese in pflegerische Entlastungsmaßnahmen ein.

7.3 Ursachen von Pruritus

Die Behandlung des Pruritus ist unter anderem so herausfordernd, weil die Ursachen so vielseitig sind und manchmal auch parallel auftreten.

Tumorbedingt:
Es ist bekannt, dass gewisse Tumorerkrankungen Juckreiz hervorrufen können

- Prostata-Ca
- Cervix-Ca
- Rektum-Ca
- Gehirntumor
- Hautmetastasen

Therapiebedingt:

- Medikamente (prinzipiell jedes Medikament, insbesondere aber Opioide (→ Histaminfreisetzung durch Morphin), Carbamazepin, Captopril, Neomycin, Antihistaminika, ASS, Betablocker, Cotrimoxazol, Lokalanästhetika, Hautcremes/-salben)
- Strahlentherapie

Umweltbedingt:

- Kontaktallergie auf Seife, Parfüm, Weichspüler, Waschmittel, Creme, Gummi, Wolle, Desinfektionsmittel, Latex (cave: Stomaverschlüsse), Metalle
- Pilzinfektionen
- Zu häufiges Waschen ohne Rückfettung
- Alkoholische Lösungen wie beispielsweise Franzbranntwein
- Stark beheizte Räume
- Intertrigo
- Nahrungsmittelallergie
- Überwärmung bewirkt Vasodilatation
- Atopisches Ekzem
- Skabies, Läuse

Bedingt durch andere medizinische Ursachen:

- Cholestase (→ Stau und Störung des Gallenabflusses. Beginn: Juckreiz Fußsohlen und Handflächen)
- Diabetes mellitus
- Urämie (→ fortgeschrittene Niereninsuffizienz. Beginn: Bereich des Rückens)
- Hyperkalzämie

- Xerosis (→ trockene Haut oder Schleimhäute → Flüssigkeitsmangel, Inkontinenz oder Überempfindlichkeiten)
- Eisenmangel
- Pruritus senilis: Juckreiz, der ausschließlich ältere Menschen betrifft (ca. 50 % der über 70-Jährigen)
- Stauungsdermatitis: eine therapieresistente, chronische Dermatitis der Unterschenkel bei chronisch venöser Insuffizienz

Psychisch bedingt:

- Angst
- Langeweile
- Depression
- Juckreiz bei umgebenden Personen wirkt ansteckend

> Pruritus wird nachts, bei Wärme und in Kontakt mit alkoholhaltigen Lösungen massiv verstärkt!

7.4 Anamnese zu Pruritus

- Wann tritt Juckreiz auf? Bestimmte Tageszeit?
- Was führt zum Juckreiz? (Umstände, bestimmte Zusammenhänge)
- Häufigkeit? Dauer (Anfang/Ende)? Intensität? (→ Hier kann das Instrument der Schmerzskala mit hinzugezogen werden.)
- Aussehen und Beschaffenheit der Haut (Kratzspuren, Läsionen)
- Sind aus der Vergangenheit Hautprobleme bekannt?
- Gibt es eine Veränderung in den Lebensgewohnheiten (Nahrungsmittel, Wasch- und Pflegemittel)?
- Was hat dem kranken Menschen in der Vergangenheit Linderung verschafft?

7.5 Pflegerische Maßnahmen

- Kratzen vermeiden, stattdessen leichtes Reiben/Drücken der juckenden Stellen
- Baumwollkleidung bevorzugen
- Fingernägel kürzen, eventuell Baumwollhandschuhe nachts anziehen
- Baumwollkleidung bevorzugen
- Manche Patienten finden sehr wenig Bekleidung angenehm
- Bettdecke nur locker über den Patienten legen
- Kühlender Luftstrom auf betroffene Stelle
- Überhitzen und Schwitzen vermeiden; verschwitzte Patienten waschen
- Keine ausgedehnten heißen Vollbäder
- Badezusatz mit Olivenöl, Sahne und Honig; Töpferbad; eventuell ätherische Öle (▶ Kap. 7.6)
- Nach dem Bad Haut vorsichtig trocken tupfen, rückfettende/feuchtigkeitsspendende Creme dünn auftragen
- Kühlende Verbände beispielsweise mit Essigwasser oder Kühlung mit Cool-Packs
- Gekühlte Feuchtigkeitslotion auftragen
- Luftbefeuchtung
- Statt Seife ph-neutrale Waschzusätze benutzen
- Ph-neutrale Cremes eventuell mit Ureazusatz dünn auftragen

7.6 Zusätzliche unterstützende Maßnahmen

- Ganzkörperwaschung
- *Bei fettiger Haut*: 3 Esslöffel Obstessig und 5 l Waschwasser (Intimbereich aussparen)

- *Bei trockener Haut*: ½ Becher süße Sahne auf 5 l Waschwasser und ätherisches Öl von Zitrone oder Rosmarin (falls keine süße Sahne vorhanden ist, kann ersatzweise auch die gleiche Menge Kaffeesahne verwendet werden)
- *Bei verschwitzter Haut*: Teewaschungen mit Schachtelhalm, Hagebutte, Salbei oder schwarzem Tee und Eiswürfel

Rezept für juckreizstillendes Hautpflegeöl:
In 70 ml Johanniskrautöl und 30 ml Jojobaöl

- 2 Tropfen Melisse 100 %
- 1 Tropfen Rose
- 7 Tropfen Lavendel
- 5 Tropfen Teebaum
- 3 Tropfen Römische Kamille
- Wasser-in-Öl-Emulsion (W/Ö)
- Hautpflege mit Jojobaöl und ätherischem Zitronenöl
- Kühlende Verbände mit Essigwasser oder schwarzem Tee
- Kalte starke Schwarzteekompressen
- Kalter Schlafanzug, kaltes Tuch aus Tiefkühltruhe
- Pflege mit reinen Pflanzenölen wie Linola®-Fett-Salbe

(modifiziert nach Pflegeleitlinien DGP 2004)

Das Eincremen und sanfte Einmassieren mit einer weichen Bürste sind für An- und Zugehörige gute Möglichkeiten, dem nahestehenden Menschen Linderung zu verschaffen und gleichzeitig »etwas tun zu können« in einer Situation, die nur sehr schwer aushaltbar ist.

7.7 Medizinisch-pflegerische Maßnahmen

- Gabe von Antihistaminika/Antiallergika lokal
    - Dimetindenmaleat (Fenistil® Creme)
    - Clemastin (Tavegil® Creme)
- Gabe von Antihistaminika/Antiallergika systemisch
    - Loratadin 1-mal 10 mg (Lisino®) nicht sedierend
    - Dimetindenmaleat 3-mal 1–2 mg (Fenistil®) sedierend
    - Clemastin 2-mal 1 mg (Tavegil®) sedierend
    - Promethazin 1–3-mal 25 mg (Atosil®) sedierend
    - Cetirizin 2-mal 5 mg (Zytrec®) wenig sedierend
    - Alimemazin 3-mal 25 mg (Repeltin®)
- Gabe von Kortisoncreme an besonders schwer betroffenen Stellen (nur für kurze Zeit bis zur Abheilung)
    - Diprosone® Salbe
    - Ecural® Salbe
    - Volon A Lotio
- Gegebenenfalls systemische Gabe von Steroiden
- Gabe von Lipidsenkern bei Cholestase
    - Cholestyramin 1–3-mal 1 Beutel (Quantalan 50®)
- Gabe von Setronen
    - Ondansetron 2-mal 8 mg (Zofran®)
- Gabe von nichtsteroidalen Antiphlogistika zur Reduktion der Prostaglandinsynthese bei ulzerierenden Hautmetastasen
    - Diclofenac 2-mal 75 mg (Votaren® resinat)
- Gabe von Antibiotika bei bakterieller Superinfektion
    - Roxithromycin 2-mal 150 mg (Rulid®)
- Lorazepam (Tavor®) zur Sedierung bringt manchmal Erleichterung
- Gabe von Neuroleptika wie Levopromazin (Atosil®) bei hartnäckigem nächtlichem Juckreiz
- Im Einzelfall ist auch eine palliative Sedierung möglich, wenn der Leidensdruck für den Betroffenen nicht mehr aushaltbar ist
- Gallengangsdrainage (sehr invasiver Eingriff)

Ein 70-jähriger Patient, Herr B., mit einer weit fortgeschrittenen Leberzirrhose litt unter quälendem Juckreiz. Er kratzte sich ständig blutig und wälzte sich im Bett hin und her. Die medikamentöse Therapie brachte kaum Linderung. Die Pflegenden stellten einen Ventilator in unmittelbare Nähe des Bettes, zogen dem Betroffenen Baumwollhandschuhe an und cremten ihn stündlich mit einer gekühlten Lotion ein. Herr B. lag bis auf seine Unterhose nackt in seinem Bett und das Bettlaken war locker über die Bettgitter gelegt. All diese Maßnahmen machten die Situation nicht optimal, aber zumindest erträglicher für den Betroffenen.

8 Obstipation

Palliativpatienten im weit fortgeschrittenen Stadium ihrer Erkrankung leiden häufig unter diesem sehr hartnäckigen Symptom. In der Palliative Care treten oftmals mehrere Ursachen wie beispielsweise Dehydration, Schwäche, Immobilität, Opiattherapie und psychovegetative Belastungen parallel auf, die zu einer hartnäckigen Obstipation führen.

Unter Obstipation versteht man nicht alleine Stuhlverhalt. Stuhlunregelmäßigkeiten wie verzögerte Entleerung von trockenem, hartem Stuhlgang und starke Schmerzen bei der Defäkation sind ebenfalls Kriterien für eine Obstipation. Die normale Stuhlfrequenz beträgt von 1–3-mal pro Tag bis zu 2-mal pro Woche.

8.1 Umgang mit Obstipation

Obstipation ist ein häufig vorkommendes Symptom bei unheilbar kranken und auch sterbenden Menschen und somit auch eine Herausforderung für Pflegende. Die Betroffenen sind durch die Symptomatik der Obstipation sehr in ihrer Lebensqualität eingeschränkt.

Auch wenn die Betroffenen in aller Regel kaum noch Nahrung zuführen, entsteht trotzdem durch die Abschilferungen der Darmzellen Stuhlgang. Daher ist es trotzdem wichtig, auf eine regelmäßige Stuhlentleerung zu achten. Eine Veränderung der Nahrungsgewohnheiten, der Mobilität und der Flüssigkeitszufuhr macht in einer palliativen Situation kaum Sinn, daher ist es wichtig, einen anderen Blickwinkel auszurichten, um alternative lebensqualitätserhaltende Maßnahmen zu entwickeln.

Der Betroffene

Der Betroffene kann durch Verstopfung an einem unangenehmen Völlegefühl mit Unwohlsein leiden. Darüber hinaus können weitere klinische Beschwerden wie Übelkeit und Erbrechen, Verwirrung und kolikartige Schmerzen und »falsche Diarrhoe« hervorgerufen werden. Das Gefühl von Unwohlsein tritt oftmals bereits bei der täglichen Stuhlanamnese auf, da es sich um eine sehr intime, unangenehme und schambesetzte Thematik handelt.

Die meisten Betroffenen sind früher oder später durch die zunehmende Schwäche auf Unterstützung und Hilfestellung beim Toilettengang wie beispielsweise Mobilisation zur Toilette, auf den Toilettenstuhl oder auf das Steckbecken angewiesen. Diese ungewohnte Art und Weise der Ausscheidung wird von den Betroffenen meistens als sehr unangenehm und auch erniedrigend wahrgenommen. Emotionen wie Hilflosigkeit, Scham und Angst vor Verschmutzungen können entstehen. Im schlimmsten Fall kann dies so weit führen, dass der Betroffene den Stuhldrang unterdrückt, um nicht zur Toilette gehen zu müssen. Dadurch kann eine Dysbalance zwischen der Einsicht, beim Toilettengang auf Unterstützung angewiesen zu sein, und der inneren Ablehnung, diese Intimität mit einer fremden Person teilen zu müssen, entstehen.

Zudem entwickelt der Betroffene oftmals eine Verantwortlichkeit für den Erfolg abführender Maßnahmen, da die gezielte pflegerische Intervention und das ständige Erfragen der Erfolgsquote beim Stuhlgangmachen die Bedeutsamkeit der zielführenden Behandlung dieses Symptoms unterstreicht.

Die An- und Zugehörigen

Die Obstipation hat vielfältige Symptome zur Folge und somit sind die An- und Zugehörigen gleich mit mehreren Nöten ihres kranken Menschen konfrontiert. Dies verstärkt Emotionen wie

Angst und Sorge um das Wohlergehen des nahestehenden Menschen. An- und Zugehörige sehen die Ursache für eine stark ausgeprägte Obstipation in zunehmender Inappetenz, unzureichender Nahrungszufuhr und steigender Immobilität und selten im Fortschreiten der Grunderkrankung und der damit verbundenen Medikation.

Außerdem ist die Kommunikation über Stuhlverhalten oder Stuhlentleerung auch für An- und Zugehörige schambesetzt und wird daher meistens nicht so offen angesprochen wie vielleicht andere Symptome, unter denen der Betroffene leidet. Allerdings kann dieses Verhalten auch komplett in die andere Richtung wechseln, indem die Grenze über das Thema Obstipation nicht mehr vorhanden ist, und die An- und Zugehörigen meinen, unentwegt dieses Thema in den Mittelpunkt der Gespräche stellen zu müssen. An- und Zugehörige erleben dann die detaillierten Beschreibungen des Betroffenen nicht mehr mit Bezug zur symptomorientierten Behandlung, sondern als sehr unangenehmes Gesprächsthema, das zunehmend an Raum einnimmt.

Die Pflegenden

Das Symptom Obstipation ist durch die Krankenbeobachtung und das Erfassen der klinischen Beschwerden gut zu erkennen. Aufgrund der routinemäßigen Befragungen nach der Stuhlfrequenz und -konsistenz fehlt allerdings häufig die Einsicht, dass mit der Frage nach dem Stuhlgang in die Intimsphäre des Betroffenen massiv eingedrungen wird. Gleichzeitig entsteht ein hoher Erfolgs- und Handlungsdruck, vor allem bei Patienten unter Opiattherapie. In aller Regel sind Abführmaßnahmen gleich welcher Art für den Betroffenen sehr unangenehm, anstrengend und schwer steuerbar. Ein schonendes, sanftes und »maßvolles« Abführen bei bestehender Obstipation ist ein pflegerisches Ziel, das nicht immer erreicht werden kann.

Besonders bei hartnäckiger Obstipation verbunden mit massiven Abführmaßnahmen kann es anschließend zu Diarrhoen kommen, die für den Betroffenen ebenfalls sehr unangenehm sein können. Dies kann zu aufkommenden Schuldgefühlen bei den Pflegenden führen, da dieses Ereignis durch eine pflegerische Maßnahme ausgelöst worden ist. Bei der Notwendigkeit manueller Ausräumung können Pflegende mit persönlichen Ekelgefühlen konfrontiert werden.

In der Finalphase sind Abführmaßnahmen eine erschwerende Durchführung für den Betroffenen und sollten daher nicht mehr durchgeführt werden. Eine einheitliche Vorgehensweise in Sterbesituationen innerhalb des Teams ist daher wünschenswert.

8.2 Ziele in Bezug auf Obstipation

Viele Menschen haben eine individuelle Geschichte ihrer Obstipation, unabhängig von einer Opioidtherapie. Daher ist es enorm wichtig, die Biografie des Betroffenen zu erfahren, um wichtige Informationen über die Art des Umgangs mit der Situation der Obstipation und der eingesetzten Medikamente oder Hausmittel zu erfahren.

Ziel bei allen Maßnahmen ist die Entlastung des Betroffenen. Dies hat absolute Priorität und nicht das zu verfolgende Therapieziel der Pflegenden.

Der Betroffene

- erhält medikamentöse und/oder pflegerische und/oder physiotherapeutische Hilfe zur Beseitigung der Obstipation.
- erhält prophylaktische Maßnahmen zur Vermeidung einer erneuten Obstipation.
- erhält analgetische und/oder sedierende Medikamente bei schmerzhaften Abführmaßnahmen wie beispielsweise bei einer manuellen Ausräumung.
- wird über den Zusammenhang von Obstipation und Opiattherapie informiert und erkennt die Notwendigkeit der prophylaktischen Maßnahmen.

- fühlt sich in Bezug auf sein Schamgefühl verstanden.
- erfährt während der abführenden Maßnahme und/oder des Toilettengangs die Wahrung der Intimsphäre.

Die An- und Zugehörigen

- lernen, mit dem Symptom Obstipation umzugehen.
- fühlen sich mit ihren eigenen Ekelgefühlen, Ängsten und ihrer Hilflosigkeit verstanden und haben Gelegenheit, diese anzusprechen.
- lernen, die Bedeutung der Obstipation für den Betroffenen zu verstehen.
- akzeptieren die Intimsphäre des Betroffenen.

Die Pflegenden

- kennen die Definition von Obstipation und wissen um die häufigsten Ursachen und Merkmale dieses Symptoms.
- kennen den Zusammenhang von Opioidgabe und Obstipation.
- kennen die Möglichkeiten der Obstipationsprophylaxe.
- haben einen Überblick über medikamentöse, manuelle und physiotherapeutische Behandlungsmöglichkeiten der Obstipation.
- bedenken, dass die Thematisierung dieses Symptoms sowohl bei dem Betroffenen als auch bei den An- und Zugehörigen Schamgefühl auslöst und ein entsprechendes, einfühlsames Handeln erfordert.
- haben Verständnis für die zentrale Bedeutung, die das Symptom für den Betroffenen hat.

8.3 Ursachen von Obstipation

Organisch bedingt:

- Divertikulitis
- Tumor (→ Ileus oder Subileus aufgrund gastrointestinaler Obstruktion; Infiltration in Plexus, Rückenmark oder Cauda equine)
- Entzündungen im Analbereich
- Neurologische Erkrankungen (→ Diabetes mellitus)
- Metabolische Ursachen
- Analfissuren
- Verlust des rektalen Dehnungsreflexes

Funktionell bedingt:

- Verlangsamte Colonpassage (→ Immobiliät)
- Störung der Defäkation
- Eingeschränkte Flüssigkeitszufuhr
- Ballaststoffarme Ernährung (→ seltenere Nahrungsaufnahme)
- Verwirrtheit
- Depression
- Übelkeit und Erbrechen

Induzierte Arzneimittel:

- Opioide
- Diurektia
- Antiemetika
- Antikonvulsiva
- Medikamente mit anticholinergen Eigenschaften z. B. Scopolamin
- Aluminiumhaltige Antazida
- Zytostatika (Vinka-Alkaloide)
- Sedativa
- Vorbestehender Laxantienabusus
- Eisenpräparate

Metabolisch bedingt:

- Hyperkalzämie
- Hypokaliämie
- Urämie

Psychisch bedingt:

- Unterdrücken des Stuhlgangs → Unbehagen vor fremden WCs, im Pflegebett oder der untypischen Körperhaltung z. B. bei Flachlagerung
- Stresssituationen → vermehrte Ausschüttung von Adrenalin, Noradrenalin und Dopamin → Darmträgheit
- Ungewohnter Alltagsablauf

8.4 Maßnahmen gegen Obstipation

Zahlreiche Möglichkeiten können für einen normal frequentierten und beschaffenen Stuhlgang eingesetzt werden.

Obstipationsanamnese

- Ermitteln der Stuhlbeschaffenheit
  - Farbe
  - Konsistenz
  - Beimengungen
- Erfragen des normalen Stuhlverhaltens des Betroffenen
- Erfragen der Nahrungsgewohnheiten
- Wie äußert sich die Obstipation beim Patienten?
  - Schmerzen im Abdomen?
  - Gefühl unvollständiger Entleerung?
  - Wie lange besteht die Obstipation?
- Rektaler Tastbefund
- Vormedikation

- Welche Medikamente kennt der Betroffene und welche wurden bereits eingesetzt?

Assessment zur Ermittlung einer Obstipation

Tab. 8.1: Assessment zur Ermittlung einer Obstipation (modifiziert nach Schenk & Rieger 2010)

1. Objektives Merkmal	2. Subjektives Merkmal	3. Stuhlkonsistenz
Niedrige Stuhlfrequenz	Pressen, Defäkationsprobleme, keine vollständige Entleerung	Harter Stuhlgang
Kein Stuhlgang > 72 Stunden	NRS/VAS von 0–10 ($\rightarrow$ 0 = keine Beschwerden; 10 = schlimmstmögliche Beschwerden)	Ggf. Stuhlformtabelle

Bei Zusammentreffen von Merkmal 1 und 2 und/oder 3 liegt höchstwahrscheinlich eine Obstipation vor.

Auswahl medizinischer Maßnahmen

Neben den gängigen Abführmitteln wie beispielsweise Dulcolax®, Obstinol®, Laxoberal® oder Lactulose®, die für den Betroffenen oftmals unangenehme Nebenwirkungen wie beispielsweise krampfartige Bauchschmerzen oder Flatulenz mit sich bringen, ist die beste Möglichkeit einer medikamenteninduzierten Obstipation mit Beginn der Therapie gleichzeitig Macrogol (Movicol®) einzusetzen. Bei regelmäßiger und richtiger Einnahme kann in den meisten Fällen trotz der palliativen Situation und der damit verbundenen Einschränkungen eine massive Obstipation verhindert werden. Zu beachten ist bei der Einnahme von Macrogol, dass es mit ausreichend Flüssigkeit eingenommen wird. Viele Patienten mögen den Geschmack nicht. Das macht nichts, da prinzipiell alle Flüssigkeiten geeignet sind, die der Patient gerne mag.

> Ziel der medikamentösen Obstipationsprophylaxe ist eine Entlastung des Betroffenen durch leicht abgehenden Stuhlgang. Es wird nicht das Ziel einer regelmäßigen, das heißt einer einmal täglichen Darmentleerung verfolgt.

Ebenfalls sind natürliche Abführmaßnahmen wie beispielsweise Flohsamenschalen, Weizenkleie und Leinsamen für den Patienten eher eine Einschränkung der Lebensqualität, sofern dieser diese Maßnahmen nicht bereits gewohnt ist. Eine ebenfalls schonende und bisher wenig populäre Maßnahme ist das Yal-Klistir®. Es besteht aus einer Flüssigkeit, die vor der Applikation kräftig geschüttelt wird. Dann entsteht ein Schaum, der durch ein Darmrohr appliziert wird. Der Schaum »kriecht« quasi den Darm entlang. Diese Variante eignet sich vor allem gut für Patienten, die eine Sphinkterschwäche haben oder das Halten der Abführflüssigkeit mental nicht umsetzen können.

Leider kommt es auch immer wieder vor, dass sehr schwere Obstipationen über 5–7 Tage entstehen, die einen Handlungsbedarf zwingend erforderlich machen, sofern der Patient nicht in der Sterbephase ist. Hierfür können nach Arztverordnung Medikamente wie beispielsweise Gastrografin®, Prostigmin® oder Bepanthen® meistens intravenös verabreicht werden.

Hilfreich kann auch der medikamentöse Stufenplan bei schwerer Obstipation sein (modifiziert nach Langenbach, Bausewein & Roller 2007):

- Orale Laxanzien: Meist Kombination aus Gleitmittel und Stimulans notwendig, besonders bei gleichzeitiger Therapie mit Opioiden. Dosierung richtet sich nach Schweregrad der Obstipation und der Opiatmedikation.
- Zusätzliche rektale Applikation von Laxanzien: Wenn die orale Laxanziengabe nicht ausreicht oder die Ampulle gefüllt ist.
- Hohe Einläufe (mit Darmrohr). Bei Nichterfolg von 1. und 2.
- Nur in schwersten Fällen: 30–100 ml Gastrografin® oral. Selten indiziert: Prostigmin® und Bepanthen® intravenös. Cave: Gastrointestinale Obstruktion vorher ausschließen!

> Bei gleichzeitiger Opioidgabe sind Laxanzien rezeptfähig und die Kosten werden von der Krankenkasse übernommen. Eine vorausschauende Pflegekraft hat dies immer im Hinterkopf und weist gegebenenfalls den behandelnden Mediziner freundlich darauf hin.

Bei opioidinduzierter Obstipation gibt es seit einigen Jahren ein neues Medikament Relistor®. Dieses Medikament ist ein Opioidrezeptorantagonist, der sich auf die Opioidrezeptoren im Darm setzt und Studien zufolge bei 50 % aller opioidpflichtigen Patienten eine effiziente Obstipationsprophylaxe ist. Relistor® wird subkutan alle zwei Tage verabreicht. Der Betroffene selbst aber auch die An- und Zugehörigen können angeleitet werden, die Injektionen zu übernehmen. Der enorme Vorteil bei diesem Medikament ist, dass die Schmerztherapie nach wie vor sichergestellt ist, weil die Rezeptoren im Gehirn und im Rückenmark nicht besetzt werden.

Auswahl pflegerischer Maßnahmen

- Hebe-Senk- oder hoher Einlauf mit Milch und Honig (Rezept: Student & Napiwotzky 2011, S. 178):
- 500 ml lauwarme Milch 3,5 % Fettanteil
- 1 Portionshonig (= 2 Esslöffel)

Die Milch darf nicht zu warm sein, da sonst die Gefahr von Verbrennung besteht. Eine gute Methode bietet der »Babyflaschencheck«, also an der Innenseite des Unterarms die Temperatur zu überprüfen.

Die Milch in einem hohen Gefäß in der Mikrowelle erwärmen und anschließend den Honig darin auflösen. Danach ein Darmrohr mit einem Einmalablaufbeutel für Magensonden verbinden und in das gefüllte Gefäß halten. Wichtig: Es darf keine Luft angezogen werden, das Gefäß muss erhöht stehen und der Beutel muss nach unten hängen. Anschließend die beiden Beutelseiten auseinanderziehen und der Beutel füllt sich.

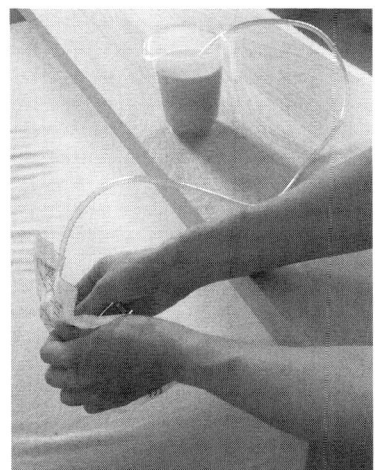

Abb. 8.1: Milch-Honig-Einlauf

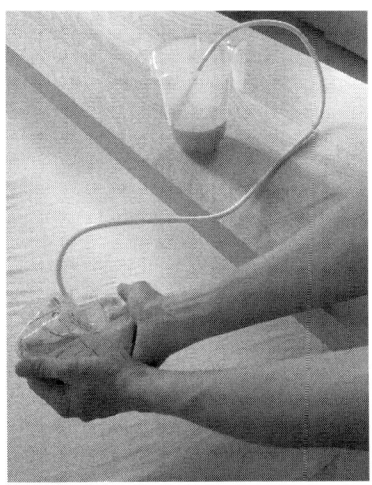

Abb. 8.2: Befüllung des Magensondenbeutels

Ein anderer gut wirkender Einlauf ist der Kaffeeeinlauf. Hierfür werden 500 ml lauwarmer Kaffee benötigt. Befüllung erfolgt wie oben beschrieben.

- Manuelle Ausräumung (im Einzelfall kann hierfür auch eine kurze palliative Sedierung notwendig sein)
- Komplementäre Maßnahmen
  - Wickel (Aromatherapie, Schafgarbenwickel)
  - Feuchte und trockene Wärme
  - Wärmflasche, Kirschkern- oder Dinkelkissen
- Anleitung von An- und Zugehörigen in:
  - Laxanzienüberwachung
  - Wickel und Auflagen
  - Gegebenenfalls Verabreichen von Klistieren
- Gute Analpflege: weiches Toilettenpapier, Sitzbäder
- Bei Schmerzen im Analbereich: Vor und nach jedem Stuhlgang kleine Baumwollläppchen mit Lokalanästhetika auflegen. Sind die Baumwollläppchen gekühlt, sind diese noch angenehmer und wirken etwas stärker
- Zeitdruck vermeiden
- Intimsphäre des Betroffenen wahren; Absprachen mit dem Betroffenen und dessen An- und Zugehörigen treffen (begleitende Geräusche und Gerüche sind vielen Patienten sehr peinlich)
- Schamgefühl respektieren und Betroffenen ernst nehmen
- Gewohnheiten der Stuhlentleerung berücksichtigen (→ Kaffee, schwarzer Tee, Nikotin)
- Auf Hausmittel zurückgreifen wie beispielsweise Pflaumen- und Sauerkrautsaft oder Schlehenblütentee
- Vermittlerfunktion zwischen behandelndem Arzt und Betroffenen
- Bei Flatulenz eventuell ein Darmrohr legen
- Bauchpresse durch Aufstellen der Füße unterstützen
- Ist die Benutzung der Toilette nicht mehr möglich, lieber einen Toilettenstuhl als das Steckbecken verwenden

> Bei aller Art von Einläufen ist eine linke Seitenlagerung, dem physiologischen Darmverlauf entsprechend, von Vorteil für erfolgreiche Abführmaßnahmen.

Die Auswahl des jeweiligen Abführmittels sollte unter Berücksichtigung der bereits erstellten Anamnese und der körperlichen Untersuchung (Darmgeräusche, Geruch, evtl. Austasten der Ampulle) erfolgen. Die Erfahrung der täglichen Praxis hat gezeigt, dass es oftmals sinnvoll ist, zwei verschiedene Abführmittel wie beispielsweise ein stimulierendes und ein Gleitmittel miteinander zu kombinieren.

> Eine ältere Dame, Frau E., mit einer schweren Demenz und weiteren Erkrankungen wie Herzinsuffizienz, Diabetes mellitus etc. wird für ihren letzten Lebensweg auf eine Palliativstation verlegt. Sie hatte seit fast zwei Wochen keinen Stuhlgang mehr und wehrte jegliche Maßnahmen sowohl körperlich als auch durch lautes Schreien ab. Laut der Tochter hatte sie in der Vergangenheit sehr schmerzhafte Abführmaßnahmen unter Zwang über sich ergehen lassen müssen. Das Palliative Care Team beratschlagte sich und versuchte zunächst das Vertrauen der Patientin zu gewinnen. Dies war aufgrund des Krankheitsbildes sehr schwierig und kaum realisierbar. Schließlich wurde der Entschluss gefasst, die Patientin unter einer palliativen Sedierung digital auszuräumen und mit einem Yal®-Klistier abzuführen. Die Tochter war während der Maßnahme anwesend. Die Patientin konnte so angst- und schmerzfrei erfolgreich abgeführt werden.

Auswahl physiotherapeutischer Maßnahmen

- Colonmassage
- Fußreflexzonenmassage
- Rückenreflexzonenmassage
- Zwerchfellatmung
- Mobilisation

9 Übelkeit und Erbrechen

Übelkeit und Erbrechen treten bei ca. 60 % aller Patienten mit einer Tumorerkrankung in den letzten Wochen ihres Lebens auf. Übelkeit kann ohne Erbrechen sowie Erbrechen ohne Übelkeit auftreten.

Übelkeit reicht vom einfachen Unwohlsein bis hin zum Gefühl, im nächsten Moment erbrechen zu müssen. Beides kann unterschiedlich belastend für den Betroffenen sein. Das subjektive Empfinden des Einzelnen ist maßgeblich, so kann ein Betroffener mit ständigem Erbrechen die Situation als nicht so schlimm einstufen, während ein anderer mit latenter Übelkeit stark unter der Symptomatik leidet und dies aus »objektiver Sicht« schwer nachvollziehbar erscheint.

Das oft wiederholte Auftreten dieser Symptome schränkt die Lebensqualität der Betroffenen ein, da es sich um besonders kräfteraubende Symptome handelt. Nicht nur die Scham und der Ekel vor dem Akt des Erbrechens und der Reaktion von Außenstehenden darauf, sondern die ständige Angst, sich erneut übergeben zu müssen, das Unwohlsein und die reduzierte Nahrungs- und Flüssigkeitsaufnahme zehren an der/dem Betroffenen.

Die Behandlung von Übelkeit und Erbrechen gestaltet sich häufig schwierig aufgrund der Vielfalt an möglichen Ursachen. Werden diese nur unzureichend therapiert, müssen symptomorientierte Maßnahmen gefunden und umgesetzt werden, mit dem Ziel die Beschwerden zu lindern und eine Verbesserung der Lebensqualität herbeizuführen (Lexa 2011c).

9.1 Umgang mit Übelkeit und Erbrechen

Schwerkranke Menschen, die häufig unter Inappetenz leiden, werden oft noch zusätzlich durch Übelkeit und Erbrechen belastet. Anhaltende Übelkeit ist für den Betroffenen oftmals sehr quälend, belastend und lebenseinschränkend. Anhaltende Übelkeit kann zum sozialen Rückzug und zum eingeschränkten Umgang mit sozialen Kontakten führen. Essensgerüche, auch die, die früher als angenehm empfunden wurden, verstärken meistens die Übelkeit.

Der Betroffene

Der Betroffene verbindet mit dem Symptom Übelkeit häufig ein starkes Unwohlsein und ein subjektives Krankheitsgefühl, das er oft nicht konkret beschreiben kann. Außerdem besteht das Problem, dass es für die Umwelt nicht sichtbar ist und deshalb oftmals unterschätzt wird.

Andauernde Übelkeit, gepaart mit Erbrechen, wird als Gradmesser für das Fortschreiten der unheilbaren Erkrankung erlebt. Das Erbrechen bringt dem Betroffenen meistens Erleichterung, gleichzeitig ist die psychische Situation des Betroffenen beim Erbrechen geprägt von Ekel- und Schamgefühlen, Hilflosigkeit und dem Gefühl, eine »Zumutung« für das Umfeld zu sein.

»Nichts bei sich behalten können«, kann Schuldgefühle gegenüber den An- und Zugehörigen, Pflegenden und Ärzten verursachen. Dazu kann das Gefühl kommen, versagt zu haben, das was man so mühsam gegessen hat, wieder erbrechen zu müssen.

Andauernde Übelkeit führt seitens des Betroffenen oft zu Rückzug aus Hilflosigkeit und Verzweiflung. Die Stimmung des Betroffenen ist geprägt durch das quälende Thema Übelkeit. Da Übelkeit meist durch Essensgerüche zusätzlich verstärkt wird, können die Essensgewohnheiten innerhalb der Familie stark beeinträchtigt werden.

Die An- und Zugehörigen

Die Situation der An- und Zugehörigen ist einerseits geprägt von der Sorge und Angst um den nahestehenden Menschen, andererseits durch die Konfrontation mit ihren eigenen Empfindungen. Kommt es zum Erbrechen und der Betroffene ist dabei auf Hilfe des An- und Zugehörigen angewiesen, treten häufig Gefühle wie Ekel, Schuld und Mitleid auf. Die An- und Zugehörigen leben dadurch in einem hohen Spannungsfeld.

Über die Nahrungszubereitung kann man viel Zuneigung und Liebe ausdrücken und aktiv die Behandlung unterstützen. Durch Erbrechen wird den An- und Zugehörigen diese Möglichkeit der Umsorgung genommen und führt oftmals zu Enttäuschung, mit hoher emotionaler Spannung, da die Bemühungen nicht anerkannt werden (können) und sinnlos erscheinen.

Die Pflegenden

Das Symptom Übelkeit ist von außen kaum sichtbar, schwer einzuschätzen und schwer messbar. Daher erfordert es von den Pflegenden ein hohes Maß an Wahrnehmung, Sensibilität und Wertschätzung. Gerade die mehrfache Bedeutung der Patientenäußerung »mir ist schlecht/mir geht's schlecht« weist auf eine enge Verbindung von körperlichen und seelischen Auslösern hin.

Beim Erbrechen selbst werden die Pflegenden sehr stark mit eigenen Ekelgefühlen konfrontiert. Hilfreich kann es sein, dieses Gefühl zu akzeptieren sowie es innerhalb des Teams oder in der Supervision offen anzusprechen.

9.2 Ziele in Bezug auf Übelkeit und Erbrechen

Für die kranken Menschen ist die Übelkeit oft wesentlich belastender als das Erbrechen. Die Umgebung nimmt aber eher das sichtbare Erbrechen zur Kenntnis. Eine genaue Erfassung der Belastung ermöglicht Rückschlüsse auf die Ursachen und einzuleitenden lindernden Maßnahmen. Es muss allerdings gezielt danach gefragt werden.

Der Betroffene

- erhält schnelle medizinische und/oder pflegerische Hilfe zur Linderung bzw. Beseitigung der Übelkeit/des Erbrechens.
- fühlt sich in Bezug auf seine Übelkeit/seines Erbrechens mit seinen Ängsten und Schuldgefühlen nicht alleine gelassen.
- erhält während seiner Übelkeit/seines Erbrechens Unterstützung unter Wahrung seiner Intimsphäre.

Die An- und Zugehörigen

- lernen Verhaltensweisen kennen, um den Betroffenen während seiner Übelkeit/seines Erbrechens unterstützen zu können.
- lernen mit dem Symptom Übelkeit/Erbrechen umzugehen und adäquate Hilfe zu leisten.
- fühlen sich mit ihren eigenen Ekelgefühlen, Ängsten und Hilflosigkeit verstanden und haben Gelegenheit, diese zu äußern.
- lernen zu verstehen, was die Übelkeit/das Erbrechen für den Patienten bedeutet.

Die Pflegenden

- erkennen die Ursache der Übelkeit/des Erbrechens und wählen entsprechende medizinische und pflegerische Maßnahmen aus.

- kennen die antiemetische Wirkung und Nebenwirkung der verordneten Medikamente und verabreichen Bedarfsmedikation selbstständig.
- wissen um mögliche Entlastungsmaßnahmen bei Übelkeit und Erbrechen.
- bedenken, dass das Symptom Übelkeit und Erbrechen immer auch eine psychische und/oder spirituelle Komponente haben kann. Sie erkennen die psychische Belastung des Betroffenen durch seine Übelkeit/sein Erbrechen und handeln entsprechend.
- erkennen, was Übelkeit/Erbrechen für das soziale Umfeld des Betroffenen bedeutet.

9.3 Ursachen von Übelkeit und Erbrechen

Zunächst sollten die Ursachen eingegrenzt werden, um eine möglichst kausale Therapie durchzuführen. Können die Ursachen nur unzureichend behandelt werden, müssen symptomorientierte Maßnahmen getroffen werden mit dem Ziel der Linderung und der Verbesserung der Lebensqualität.

Differenzierung zwischen Übelkeit und Erbrechen:

Übelkeit, als Reaktion des zentralen Nervensystems, die dem Körper erlaubt, den Mageninhalt rasch zu entleeren, kann sowohl lokal im Magen als auch zentral im Nervensystem begründet sein und ist eine subjektive Empfindung. Übelkeit ist oft unspezifisch und die Differenzierung kann sehr diffizil sein, da es sich häufig um Kombinationen aus lokalen und zentralen Ursachen handelt. Sie geht in aller Regel mit Unwohlsein, Neigung zum Erbrechen und unangenehmen Empfindungen im Bereich des Epigastrums einher. Begleiterscheinungen können Schwitzen, Speichelfluss, Blässe und Tachykardie sein.

Oftmals belastet die Übelkeit Betroffene mehr als das eigentliche Erbrechen, da dieses meistens eine Erleichterung mit sich bringt. Außenstehende empfinden es oft in umgekehrter Reihenfolge.

Erbrechen bedeutet der retrograde Auswurf von Mageninhalt durch die Stimulation des Brechzentrums.

Tumorbedingt:

- Magen-Darm-Trakt (wie beispielsweise Stenosen, Ileus, Lebermetastasen, Obstipation, Singultus, Aszites)
- Zentralnervensystem (wie beispielweise Hirnödem, erhöhter Hirndruck, Hirnmetastasen, Störungen des Vestibularapparates, Schluckstörungen)
- Atemwege (wie beispielsweise starker Husten, vermehrte Schleimbildung, zähes Sputum)
- Schmerz

Therapiebedingt:

- Medikamente (prinzipiell jedes Medikament, insbesondere aber Zytostatika, Hormone, Opiate, nicht steroicale Antirheumatika, Digitalis, Antibiotika, Kalzitonin)
- Strahlentherapie

Ernährungsbedingt:

- Nicht angepasste Ernährung
- Sondenkost (wie beispielsweise zu schnell verabreicht oder Überernährung)

Metabolisch bedingt:

- Elektrolytstörung
- Hyperkalzämie
- Urämie

Psychisch bedingt:

- Angst
- Aufregung
- Schmerz

- Erschöpfung
- Ekel
- Lebenssituation (»mir ist zum Kotzen«)

9.4 Maßnahmen gegen Übelkeit und Erbrechen

Zahlreiche Maßnahmen können diese quälenden Symptome beseitigen oder zumindest lindern und somit zu einer Verbesserung der Lebensqualität des Betroffenen beitragen.

Anamnese zu Übelkeit und Erbrechen

- Wann treten die Übelkeit und/oder das Erbrechen auf?
- Was führt zu Übelkeit und/oder Erbrechen (Umstände, Zusammenhänge)?
- Häufigkeit, Dauer (Anfang/Ende; anhaltend oder intermittierend), Intensität?
- Art und Aussehen des Erbrochenen (unverdaute oder verdaute Nahrung, Galle, Schleim, Blut, Misere), eventuell Menge des Erbrochenen
- Tritt nach dem Erbrechen Linderung der Übelkeit auf?
- Intensität: Wie stark ist die Übelkeit NRS/VAS? ($\rightarrow$ 0 = keine Übelkeit; 10 = unerträgliche Übelkeit)
- Gibt es Begleitsymptome wie beispielsweise Magenschmerzen, Schluckbeschwerden, Obstipation, Darmgeräusche, druckempfindlicher Bauch, gesteigertes Durstgefühl etc.?
- Was hat dem Betroffenen in früheren Episoden von Übelkeit und Erbrechen Linderung gebracht?
- Welche subjektive Bedeutung hat Übelkeit und/oder Erbrechen für den Betroffenen?

Auswahl medizinischer Maßnahmen

Tipps für den praktischen Alltag (modifiziert nach Langenbach, Bausewein & Roller 2007):

- Ein Antiemetikum regelmäßig und zusätzlich bei Bedarf verschreiben.
- Engmaschige Reevaluation: Dosiserhöhung des gewählten Antiemetikums, bei Nichterfolg Ersetzen durch ein anderes Antiemetikum. Manchmal ist die Kombination zweier Antiemetika notwendig, die unterschiedliche Ansatzpunkte haben.
- Prophylaktische Gabe von Medikamenten ist notwendig, das heißt, wie in der Schmerztherapie vor dem Wiederauftreten des Symptoms entsprechend der Wirkdauer einnehmen.
- Wahl des geeigneten Antiemetikums ist abhängig von der Ursache der Übelkeit und des Erbrechens, der Wirkungsweise des Antiemetikums und der Verfügbarkeit von oralen, rektalen und parenteralen Applikationsformen.
- Die Kombination von Antiemetika mit unterschiedlichen Ansatzpunkten ist dann sinnvoll, wenn die Maximaldosis des zuerst eingesetzten Antiemetikums erreicht ist. Fast alle Betroffene benötigen zwei Medikamente.
- Applikation der Medikamente: Die orale Gabe ist nur sinnvoll, um Übelkeit vorzubeugen oder bei leichter Übelkeit. Zur Therapie von Übelkeit und Erbrechen müssen Medikamente rektal oder parenteral verabreicht werden, da orale Medikamente aufgrund einer gastralen Stauung bei Übelkeit nicht resorbiert werden. Suppositorien sind sehr gut für die Behandlung zu Hause einsetzbar. Subkutane Injektionen mittels einer Spritzenpumpe oder einer Langzeit-Subkutan-Nadel sind die Applikationsformen der Wahl bei Übelkeit und Erbrechen.
- Falls keine subkutane Applikation gewählt wurde, kann auch eine intravenöse Therapie in die Wege geleitet werden.
- Wenn Übelkeit und Erbrechen nach 72 h unter Kontrolle sind, kann von parenteraler/subkutaner Medikation auf orale umgestellt werden.

- Wenn Übelkeit und Erbrechen nicht durch Antiemetika (auch in Kombination) kontrolliert werden können, kann die zusätzliche Gabe von Steroiden indiziert sein.

Tab. 9.1: Medikamente und Dosierungen bei Übelkeit und Erbrechen (modifiziert nach Langenbach, Bausewein & Roller 2007, S. 410–412)

Medikament	Oral	Subkutan für 24 h	Andere Applikationsform
Prokinetika			
Metoclopramid (z. B. Paspertin®)	10–20 mg/ 4–6 h	40–100 mg	10–20 mg/6 h rektal
Domperidon (z. B. Motilium®)	10–20 mg/ 6–8 h	–	–
Antihistaminika			
Promethazin - (Atosil®)	10–25 mg/ 6–8 h	10–20 mg	–
Dimenhydrinat (z. B. Vomex®)	50–100 mg/ 6–8 h	100–300 mg	150 mg/6–8 h rektal
Neuroleptika			
Haloperidol (z. B. Haldol®)	1,5–3 mg abends oder 0,5–1 mg/8 h	5–20 mg	–
Levomepromazin (z. B. Neurocil®)	1–5 mg abends oder 1–5 mg/12 h	5–10 mg	–
Anticholinergika			
Scopolamin (z. B. Scopoderm® TTS)	–	–	Transdermal 1 mg/72 h
5-HT3-Antagonisten			
Ondansetron (z. B. Zofran®)	8 mg/8–12 h	–	8 mg/8–12 h i. v.

Tab. 9.1: Medikamente und Dosierungen bei Übelkeit und Erbrechen (modifiziert nach Langenbach, Bausewein & Roller 2007, S. 410–412) – Fortsetzung

Medikament	Oral	Subkutan für 24 h	Andere Applikationsform
Steroide			
Dexamethason (z. B. Fortecortin®)	2–8 mg/d	2–8 mg cave: bei Diabetikern	2–8 mg/8–12 h i. v.
Cannabinoide			
Dronabinol (z. B. Dronabinoltropfen)	2,5–40 mg /6–12 h	–	–
Benzodiazepine			
Lorazepam (z. B. Tavor®)	0,5–1,0 mg/ 8 h	–	–

Auswahl pflegerischer Maßnahmen

Maßnahmen nach dem Erbrechen:

- Mundspülung anbieten
- Bedarfsmedikation anbieten
- Angebot Zähne bzw. Zahnprothese zu reinigen
- Gesicht frisch machen
- Gegebenenfalls Kleidungswechsel
- Gegebenenfalls Bettwäschewechsel
- Bequeme Lagerung; nach Möglichkeit Kopfteil leicht erhöht, um Reflux zu vermeiden
- Für Ruhe sorgen
- Zimmer lüften
- Erbrochenes entsorgen
- Neue Nierenschale, Sicsac oder kleinen Eimer (eignet sich bei größeren Mengen, die schwallartig erbrochen werden) bereitstellen
- Zellstoff

Entspannende Faktoren:

- Ruhige, entspannte Umgebung schaffen
- Entspannungsübungen
- Geleitete Phantasiereisen
- Entspannende Massagen
- Ablenkung durch Musik, Lesen, Malen, Gespräche, TV
- Musik-, Kunst-, Atemtherapie (soweit entsprechende Therapeuten eingesetzt werden)
- Für frische Luft sorgen
- Gesicht und Hals kalt oder warm waschen
- Wärmflasche anbieten
- Duftlampe anbieten (z. B. Nanaminze, Lavendelöl, Zitronenöl)

Betroffenen bequem lagern:

- Bewusstlose/somnolente Betroffene seitlich lagern
- Betroffene mit erhöhtem Hirndruck: Oberkörper 30 Grad hochlagern

Entlastungsmaßnahmen:

- Mund spülen lassen
- Atemstimulierende Einreibung (ASE)
- Nierenschale in Reichweite stellen, jedoch nicht direkt ins Blickfeld
- Magensonde zur Entlastung anbieten
- An vorhandenen PEG-Ablaufbeutel anschließen

> Eine 84 Jahre alte Dame, Frau R., lag auf einer Palliativstation mit einem Pankreaskopf-Ca mit multiplen Metastasen. Bis zur Diagnosestellung in ihrem 82. Lebensjahr hatte die Patientin kaum einen Arzt aufgesucht und keine Medikamente eingenommen. Sie wirkte autonom und sehr gepflegt. Das Fortschreiten der Erkrankung und die damit verbundene Zunahme der Schwäche und Hilfsbedürftigkeit schienen sie stark zu belasten.

Während ihres Aufenthalts auf der Palliativstation klagte sie über anhaltende Übelkeit. Eines Tages musste sie sich schwallartig erbrechen. Um nichts schmutzig zu machen, nahm sie instinktiv das nächstbeste Gefäß und erbrach sich im Beisein ihrer An- und Zugehörigen in einen Abfalleimer. Dies schien ihr unsagbar peinlich zu sein.

Für die ältere Dame waren die permanente Übelkeit, die Scham und die zunehmende Abhängigkeit die zentralen Probleme. Die Pflegenden nahmen, hauptsächlich wenn die An- und Zugehörigen in einer Erbrechensphase anwesend waren, ein ausgeprägtes Schamgefühl der Betroffenen wahr. Die ältere Dame wirkte hektisch, versuchte nichts zu beschmutzen und wollte, dass alles wieder schnell in die »Ausgangslage« zurückversetzt wurde, damit nichts mehr an das unangenehme Geschehen erinnerte.

Die Beobachtung veranlasste die Pflegenden dazu, die An- und Zugehörigen während des nächsten Erbrechens vor das Patientenzimmer zu bitten. Die Patientin schien darüber sichtlich erleichtert und verbalisierte dies auch. Es fiel ihr leichter, Hilfe von Fremden anzunehmen als von ihrer eignen Familie. Diese wirkte im ersten Moment sehr betroffen, da sie sich ausgegrenzt fühlte und sie ihre Ehefrau, Mutter und Großmutter unterstützen wollten. Nach einem einfühlsamen Gespräch konnten die Angehörigen die Beweggründe nachvollziehen und bereits nach kurzer Zeit akzeptieren.

Diätetische Maßnahmen:

- Keine Speisen im Zimmer stehen lassen
- Wunschkost anbieten, evtl. Diätassistenten zur Beratung einbeziehen
- Süße, fette, stark riechende und gewürzte Speisen meiden
- Kartoffeln, Knäckebrot, Toast, Zwieback werden meistens gut toleriert
- Essversuch mit sauren Speisen (Apfel, Zitrone, Essiggurken, saure Bonbons)

- Kalte Speisen werden meistens besser toleriert als warme
- Genügend Flüssigkeit schluckweise anbieten (gekühlte Getränke)
- Eiswürfel (aus Lieblingsgetränk) im Mund zergehen lassen

Unterstützung und Anleitung der An- und Zugehörigen:

- Anleiten im Umgang mit der Nierenschale, dem Sicsac
- Gespräche anbieten
- Informieren über und erklären von möglichen Ursachen der Übelkeit/des Erbrechens
- Anleiten in verschiedene Lagerungsmöglichkeiten des Betroffenen
- Informieren über besondere diätetische Maßnahmen
- Miteinbeziehen in der Gestaltung des Zimmers/der Atomsphäre
- Aufzeigen alternativer Möglichkeiten der Hilfestellung wie beispielsweise Vorlesen
- Entspannungsübungen, Atemübungen; ASE

Auswahl an physiotherapeutischen Maßnahmen

- sanfte Massagen
- Fußreflexzonenmassage
- Atemtherapie

10 Ernährung

Essen und Leben sind existenziell und eng miteinander verbunden so wie Luft und Atmen. »Essen hält Leib und Seele zusammen«. Solange eine Person einen gesegneten Appetit hat, fühlt diese sich in den Augen des sozialen Umfelds gut und gesund. Daraus ergibt sich der Umkehrschluss: Wer nicht mehr essen kann, ist krank. Für viele Menschen und deren An- und Zugehörige bedeutet nicht mehr ausreichend essen zu können, bald sterben zu müssen.

In den unterschiedlichen Kulturen und Religionen hat Nahrung jeweils einen anderen Stellenwert, den es zu erfragen und zu achten gilt.

Im Laufe eines Lebens entwickelt jeder Mensch bestimmte Essgewohnheiten und Rituale, an denen er hängt und die mit seinem Wohlbefinden eng verknüpft sind. Nahrungsaufnahme kann so zum »Stimmungsbarometer« werden.

Essen kann darüber hinaus mit einem starken Gemeinschaftsgefühl verbunden sein. Gemeinsam eingenommene Mahlzeiten in der Familie, mit Freunden oder Kollegen fördern soziale Kontakte, stehen für Genuss und Lebensqualität.

Die Frage »Für wen ist es wichtig, dass der Betroffene isst?« kann bei Problemen allen Beteiligten gestellt werden. Sie kann den Anstoß für ein intensives Gespräch über die Bedeutung von Ernährung, aber auch die Prognose, den Krankheitsverlauf und den möglicherweise bevorstehenden Tod geben.

Häufig entwickelt und klärt sich dadurch die entscheidende weiterführende Überlegung, welche Maßnahme für den Betroffenen in dieser speziellen Situation die angemessene ist.

10.1 Umgang mit Ernährung

Schwierigkeiten bei der Nahrungsaufnahme bedeuten für viele Menschen eine Beeinträchtigung der Lebensqualität. Die Einschränkung oder die Unfähigkeit zu essen, wird als »Lebenseinbruch« wahrgenommen. Die Betroffenen betrauern oft sehr, dass sie nicht mehr mit Freude und Genuss essen können. Die täglichen Mahlzeiten strukturieren den Tag und geben dadurch auch ein Stück Sicherheit. Wenn diese gewohnte Struktur wegfällt, bedeutet dies oftmals auch einen Verlust an Halt.

Der Betroffene

Während des Krankheitsverlaufs machen viele Betroffene die Erfahrung, dass sich Geschmack, Gewohnheiten und Lust am Essen stark verändern. Damit verändern sich die Bedeutung und der Stellenwert von Nahrung. In den meisten Fällen entsteht im Laufe der Zeit eine Inappetenz, in deren Verlauf die Wichtigkeit von Essen abnimmt. Inappetenz kann aber auch eine große Bedeutung bekommen, wenn sie als »Warnsignal« des Fortschreitens der Erkrankung gesehen wird. Verstärkt wird dieses Erleben, wenn An- und Zugehörige durch das permanente Anbieten von Mahlzeiten täglich auf diese Weise immer wieder aufs Neue darauf aufmerksam machen.

Oft tritt Inappetenz gemeinsam mit Symptomen wie Übelkeit und Erbrechen oder Schmerz auf. Diese Verbindung unterstreicht die Wahrnehmung des Betroffenen, wie schlecht es ihm eigentlich geht.

Der Krankheitsverlauf geht häufig mit zunehmender Schwäche und Kachexie einher, der Betroffene und auch die An- und Zugehörigen bringen dies oft mit der Inappetenz und nicht mit der Grunderkrankung in Verbindung. Die Kachexie führt dazu, dass die Betroffenen durch die Erkrankung richtig »gezeichnet« sind. Der starke Gewichtsverlust hat zur Folge, dass die Kleidung nicht mehr richtig passt, die körperliche Veränderung ist nun sichtbar und kann nicht versteckt werden. Wenn An- und Zugehörige, Pflegende und Mediziner dem Betroffenen das Gefühl vermitteln, er müsse essen, damit es ihm besser geht, kommt dadurch ein unweigerliches Konfliktfeld auf: Zwingt sich der Betroffene entgegen seiner Körpersignale zum Essen, verstärken sich die Symptome wie Übelkeit und Erbrechen. Verzichtet er hingegen auf das Essen, riskiert er ebenfalls, dass sich sein Allgemeinzustand verschlechtert und er außerdem die Erwartungen seines sozialen Umfelds nicht zufriedenstellt.

Die Herausforderungen mit der Nahrungsaufnahme können Betroffene dazu bringen, sich aus Scham und Verzweiflung von dem sozialen Umfeld zurückzuziehen: Niemand soll sehen müssen, wie schlecht es dem Betroffenen tatsächlich geht.

Die An- und Zugehörigen

Für An- und Zugehörige ist das Mitbringen von selbst gemachten Speisen ein Ausdruck für Zuneigung und Fürsorge. Es ist etwas, das sie aktiv und konkret für den nahestehenden Menschen tun können.

Kann oder will der Betroffene nicht essen, reagieren die An- und Zugehörigen mit Hilflosigkeit, aber auch mit Vorwürfen und Nachdruck. Auslöser ist meistens die Angst, der Betroffene könne, gerade weil er nichts mehr isst, verhungern. Besonders für Betroffene und betagte Angehörige, die schlimme Kriegs- und Nachkriegserfahrungen sammeln mussten und den damit verbunden Hunger, ist die Vorstellung meist mit beängstigten Erinnerungen verknüpft.

Ebenso kann der soziale Stellenwert des gemeinsamen Essens als Familie oder im Freundeskreis als Verlust von den An- und Zugehörigen wahrgenommen werden. Die Lebensqualität kann dadurch für die An- und Zugehörigen ebenso stark beeinträchtigt sein wie für den Betroffenen. Bei manchen An- und Zugehörigen können sogar Schuldgefühle gegenüber ihres nahestehenden Menschen entstehen, wenn sie selbst noch mit Genuss essen und trinken können.

Auf der anderen Seite entsteht oftmals auch eine sehr unrealistische und überzogene Erwartungshaltung gegenüber dem Palliative Care Team, doch etwas dagegen unternehmen zu müssen wie beispielsweise eine Zwangsernährung per Sonde.

Insgesamt ist die Situation der An- und Zugehörigen geprägt von einer großen emotionalen Anspannung.

Die Pflegenden

Gerade für die Pflegenden ist das Thema Ernährung aufgrund der beschriebenen Komplexität häufig eine sehr große Herausforderung, die mit sehr vielen zwiespältigen Emotionen verbunden ist. Die Pflegenden stehen oft im Spannungsfeld zwischen dem Betroffenen, der nicht essen kann oder mag, den An- und Zugehörigen, die zum Essen drängen, und möglicherweise den eigenen Gefühlen von Hilflosigkeit und Vorgaben.

Eine wichtige Leitfrage für Pflegende zum Thema Ernährung ist die genaue Problem- und Ressourcenanalyse. Danach richten sich die weiteren Begleitungsziele, die dann im Behandlungsteam formuliert werden müssen.

Ist das Problem behandelbar und die Behandlung auch sinnvoll (Zustand des Betroffenen und dessen Wille sind maßgeblich), wird beispielsweise bei einem Passagehindernis, Übelkeit oder Soor eine kausale Therapie und das Ausgleichen einer Mangelernährung durch orale, enterale oder parenterale Ernährung angestrebt. Jedoch ist dies nicht ratsam, wenn der Betroffene sich bereits in einer Phase befindet, in der eine Ernährungstherapie keine positiven Ergebnisse mehr mit sich bringt und den Betroffenen eher be- als entlasten würde. Dann ist es wichtig, den Druck des »Essen-Müssens« zu verringern und nach anderen Formen der Zuwendung zu suchen. In dieser entscheidenden Phase der Umbewertung von Ernährung sind der Betroffene und die An- und Zugehörigen in den Prozess mit einzubinden und zu begleiten.

Insgesamt ist das Thema Ernährung so komplex und von unterschiedlichen Faktoren abhängig, dass eine individuelle Vorgehensweise angezeigt ist. Pflegende benötigen ein hohes Maß an Sensibilität, um erspüren zu können, in welcher Weise die Themen Ernährung und Essen beim Betroffenen und den An- und Zugehörigen angesprochen werden sollten.

10.2 Ziele in Bezug auf die Ernährung

Nahrungsangebote sollten nicht das Ziel haben, den Betroffenen und Sterbenden zum Essen und Trinken zu überreden. Es geht vielmehr darum, das Wohlbefinden auch in dieser herausfordernden Situation zu fördern.

Der Betroffene

- erhält angemessene, fachgerechte Beratung hinsichtlich der Themen Ernährung, Inappetenz, Schwäche und Kachexie.
- fühlt sich mit seinen Fragen, Ängsten und Nöten in Bezug auf das Thema Essen und Trinken, Schwäche und Inappetenz nicht alleine, verstanden und ernst genommen.
- erhält Entscheidungshilfen für oder gegen eine bestimmte Ernährungstherapie und damit verbundenen Interventionen.
- leidet nicht an Hunger und Durst.

Die An- und Zugehörigen

- erfahren Verständnis auf ihre Ängste und Nöte in Bezug auf die Inappetenz und Kachexie des Betroffenen.
- lernen, mit ihrer Hilflosigkeit gegenüber der Inappetenz umzugehen.
- lernen, die Wünsche ihres nahestehenden Menschen bezüglich der Nahrungsaufnahme zu akzeptieren.
- lernen, andere Wege der Zuwendung zu finden.

Die Pflegenden

- kennen die Ursachen von Ernährungsstörungen, Inappetenz und Kachexie bei Tumorpatienten.
- erkennen den Ernährungszustand des Betroffenen.

- erkennen die Bedeutung von Ernährung für den Betroffenen und seine An- und Zugehörigen und können diese entsprechend einordnen und bewerten.
- stellen sicher, dass jede Ernährungsart individuell auf die Bedürfnisse (Wunschkost, kleine Portionen, selbst gewählte Essenszeiten) des Betroffenen angepasst sind, wie auch im Hinblick auf den ganzen Krankheitsverlauf.
- fühlen sich sicher, eine gemeinsame Zielbenennung mit dem Betroffenen und dessen An- und Zugehörigen bezüglich der Ernährung zu finden.
- nehmen bei sich, dem Betroffenen und den An- und Zugehörigen mögliche Belastungen der Nahrungsbegrenzung wahr und können damit professionell umgehen.
- reflektieren mögliche Konfliktfelder, die sich aus den unterschiedlichen Haltungen beteiligter Berufsgruppen ergeben können und sind sich ihrer Rolle bewusst.
- regen den Kauf neuer passender Kleidung an.
- sind offen für die Trauer über den körperlichen Zerfall.
- kennen die gängigen Ernährungssonden und zentralvenösen Zugänge.

10.3 Ursachen von Ernährungsproblemen

Zahlreiche Faktoren können das schwierige Thema Ernährungsprobleme auslösen. Daher ist die Kenntnis über die Auslöser sehr wichtig, um gegebenenfalls daraus entsprechende weitere Maßnahmen ableiten zu können.

- Mundtrockenheit
- Schmerzhafte Mundproblematik
  - Entzündungen im Mund- und Rachenraum
  - Soor

- Schlecht sitzende Zahnprothese
- Dysphagie
- Hypersalivation
- Akuter Durchfall → Angst vor Stuhlinkontinenz nach dem Essen
- Schwere Symptome und Syndromkomplexe (Schmerz, Husten, Atemnot, Depression, usw.)
- Durstgefühl
- Geschmacksveränderungen
- Inappetenz
- Übelkeit und Erbrechen
- Störungen im Stoffwechsel
- Psychische Faktoren
- Soziale Faktoren wie Angst, Depression und Einsamkeit

10.4 Maßnahmen bei der Ernährung

Viele Maßnahmen können zu einer Verbesserung der Lebensqualität in Bezug auf die Ernährung beitragen. Die Individualität des Betroffenen erfordert individuelle Lösungen, die manchmal vielleicht für Außenstehende eher unkonventionell erscheinen. Dies ist aber nicht maßgeblich für die jeweiligen Entscheidungen.

Ernährungsanamnese

- Erfassung des Ernährungszustands
- Wie viele Mahlzeiten isst der Betroffene am Tag?
- Was isst der Betroffene?
- Gegen welche Speisen hat der Betroffene Abneigungen, Unverträglichkeiten oder Allergien?
- Wie viel trinkt der Betroffene am Tag?
- Benötigt der Betroffene Unterstützung bei der Essensaufnahme?
- Was hindert den Betroffenen am Essen?

- Stellt fehlende Nahrungs- bzw. Flüssigkeitsaufnahme ein Problem dar?
- Wenn ja, für wen?
- Welche Bedeutung hat Ernährung für den Betroffenen?

Pflegerische Maßnahmen

- Appetitanregung und -steigerung
  - Medikamentös beispielsweise Pepsinwein®
  - Kleine Portionen auf schönem Geschirr appetitlich anrichten
  - Je nach Wunsch ein Glas Bier oder Wein zum Essen reichen (gut, um An- und Zugehörige mit einzubinden)
  - Essen in Gesellschaft
  - Das Trinken mit einem Trinkhalm erleichtern
  - Nach Möglichkeit sitzend oder in einer ähnlichen Position essen
  - Individuelle Zeiten und Gewohnheiten beibehalten
- Zusatznahrung
  - Wunschkost
  - Hochkalorische Trinknahrung
  - Sondenkost
  - Spezielle Kost bei schmerzhaftem Mundraum

Herr S., Ende 40, mit einem fortgeschrittenen Pankreaskarzinom mit Ileussymptomatik wurde von einem Akutkrankenhaus auf eine Palliativstation verlegt. Er hatte bereits seit zwei Wochen nichts gegessen und wurde parenteral ernährt. Dabei klagte er über latente Übelkeit und Erbrechen und litt unter rezidivierendem Erbrechen. Die verlegende Klinik hatte ihm zur Entlastung eine Magensonde gelegt, die kontinuierlich Magensekret förderte.

Herr S. erhielt eine intravenöse Dauerinfusion gegen die Beschwerden sowie gegen die Schmerzen. Die Ruhe in einem Einzelzimmer schien er als sehr angenehm zu empfinden. Nach einem Tag bat er das Palliative Care Team, die Magensonde zu entfernen, da er sie als unangenehm und als Fremdkörper empfand. Er wurde über das wahrscheinlich wiederkehrende heftige Erbrechen nach Entfernen der Sonde aufgeklärt, doch dies änderte nichts an seinem Entschluss. Die Sonde wurde unter großen Zweifeln des Teams entfernt. Herr S. hatte weiterhin eine leicht anhaltende Übelkeit ohne Erbrechen.

Seinen anschließenden Wunsch, Nudeln mit Bratensoße essen zu wollen, erfüllten ihm seine An- und Zugehörigen sehr gerne. Herr S. schien das Essen der Bandnudeln mit Soße förmlich zu zelebrieren. Gefühlte fünf Minuten kaute er die Nudel genüsslich. Dann verlangte er einen Eimer und spuckte die Nudel wieder aus. Anschließend strahlte er über das ganze Gesicht und war sichtlich entzückt über das fast vergessene Geschmackserlebnis. Er hat sich nicht erbrochen und in den folgenden Tagen bis zu seinem Versterben auch nichts mehr gegessen.

Unterstützende Maßnahmen

- Beratung von An- und Zugehörigen, dass eine hohe Nahrungszufuhr zusätzliche Probleme auslösen kann.
- Unterstützung der An- und Zugehörigen, den Schwerpunkt bei Besuchen auf andere Dinge zu lenken als auf das Essen wie beispielsweise Körperpflege, Gespräche mit Medizinern oder Pflegekräften oder gelesene Bücher. Wichtig ist hierbei, dass diese Punkte auch den Betroffenen entsprechen und dieser damit nicht überfordert wird.
- An- und Zugehörige explizit gegenüber dem Betroffenen aussprechen lassen, dass weniger oder gar nicht essen in Ordnung ist.
- Ermutigen, dass Lieblingsspeisen, wenn gewünscht, noch einmal gekaut und geschmeckt werden, um sie dann gegebenenfalls wieder auszuspucken, anstatt sie herunter zu schlucken (Genuss statt Muss). Dadurch wird verhindert, dass die Nahrung in den Magen gelangt und somit einen Brechreiz auslöst.
- Betroffenen und den An- und Zugehörigen die Angst vor dem Verhungern und Verdursten nehmen.

11 Lagerung

Körperliche Bewegung ist eine natürliche physiologische Fähigkeit, die lebendig ist und daher eng mit dem Leben verknüpft ist. Leider wird Bewegung oftmals erst bewusst wahrgenommen, wenn sie verloren oder eingeschränkt ist. Daher ist auch das Thema Lagerung in der letzten Lebensphase sehr komplex und hochsensibel:

Die Bewegungsfähigkeit eines unheilbar kranken Menschen schränkt sich in der letzten Phase seines Lebens immer mehr ein und der Betroffene ist zunehmend auf fremde Hilfe angewiesen, wenn die Position geändert werden möchte. Dies ist für den Betroffenen meistens sehr schmerzhaft, da mit der eingeschränkten Mobilität auch seine Autonomie zum Teil angegriffen wird. Hier ist ein sensibler Umgang der Pflegekräfte wichtig. Denn der Betroffene kann mit Unterstützung oder einer Lagerung auch etwas Angenehmes ja vielleicht sogar Wohlbefinden verbinden beispielsweise bei einer symptomorientierten Lagerung zur Linderung von Atemnot oder Schmerzen.

In der letzten Lebensphase ist meistens der Lebensmittelpunkt das Bett des Betroffenen. Darin und drum herum spielt sich alles ab. Diese Begrenzung bietet dem Betroffenen andererseits auch eine Orientierungshilfe ab eingeschränkten kognitiven Fähigkeiten. Der respekt- und würdevolle Umgang mit diesem ganz privaten Raum ist von zentraler Bedeutung.

In der Krankenpflege besteht ein enger Zusammenhang zwischen Lagerung und Dekubitusprophylaxe. Regelmäßige Lagerung vermeidet einen Dekubitus. Hierfür ist vom Deutschen Netzwerk für Qualitätsentwicklung in der Pflege ein wissenschaftlich fundierter Expertenstandard »Dekubitusprophylaxe in der Pflege« entstanden. Dennoch wird häufig das Aufkommen eines Dekubitus mit fachlicher Inkompetenz bewertet durch Faktoren wie unterlassene

Hilfeleistung und Bequemlichkeit. Allerdings weist der Expertenstandard auch ausdrücklich darauf hin, dass sich Menschen in der letzten Phase ihres Lebens in einer besonderen Situation befinden, die spezielle lindernde Maßstäbe als Priorität haben.

In diesem Zusammenhang ist es noch einmal erwähnenswert, dass die Lagerung nur eine von vielen notwendigen Maßnahmen zur Dekubitusprophylaxe darstellt und dass gerade in der letzten Phase des Lebens eines Menschen weitere pflegerische Probleme wie beispielsweise Kachexie, Inkontinenz und starkes Schwitzen auftreten können, die das Aufkommen eines Dekubitus begünstigen können.

In solchen Situationen ist es wichtig, eine ausgewogene Abwägung zur Festlegung eines pflegerischen Ziels zu ermitteln, um der Vielzahl möglicher Symptome und den Bedürfnissen des Betroffenen und dessen An- und Zugehörigen gerecht zu werden.

11.1 Umgang mit Lagerung

Viele kranke Menschen möchten gerade in der letzten Lebensphase sehr viel Ruhe und empfinden Umlagerungen als störend. Bei bewusstseinseingeschränkten Betroffenen kann eine Umlagerung auch als irritierend oder bedrohlich wahrgenommen werden und eine bestehende Unruhe noch verstärken. Es kann aber auch Phasen geben, in denen ein sehr starker Bewegungsdrang besteht mit ständigen Aufstehversuchen aus dem Bett. Jeder sterbende Mensch verhält sich unterschiedlich und lässt sich nicht in eine Schablone pressen. Die Berücksichtigung der Individualität ist daher besonders in den letzten Lebenstagen wichtig.

Der Betroffene

In der letzten Lebensphase sind die Betroffenen meist so geschwächt, dass sie auf Unterstützung angewiesen sind, um das Bett zu verlassen oder ihre Lage zu verändern. Durch den Verlust der Mobilität und der damit verbundenen Abhängigkeit von An- und Zugehörigen und Pflegenden kommt es subjektiv zu einem verstärkten Krankheitsgefühl.

Individuelle Lebensgewohnheiten wie beispielsweise sich aufrecht beim Essen hinzusetzen oder das Einschlafen auf der Lieblingsseite sind nicht mehr selbstverständlich, sondern beanspruchen viel Zeit, Geduld und Hilfestellungen. Der Betroffene muss sich Stück für Stück von seiner Bewegungsfreiheit verabschieden. Die eingeschränkte Beweglichkeit verändert sein Körpergefühl und führt zu einer eingeschränkten Körperwahrnehmung. Der Verlust des Körpergefühls ist gefährdet, wenn bei vollständig immobilen Betroffenen keine Bewegung von außen wie beispielsweise in Form von Lagern oder passivem Durchbewegen dem Körper Reize setzt. Regelmäßige Lagerung und passives Durchbewegen kann dem Betroffenen helfen, sein Wahrnehmungsfeld zu erweitern bzw. zu erhalten.

Durch den Lagerungswechsel wird der Körper bewegt, wenn möglich aktiv vom Betroffenen mit unterstützt. Diese Bewegungen erzeugen Reize wie beispielsweise Wärme und Kälte und fördern somit die Körperwahrnehmung.

Manche sterbenden Menschen sind am Lebensende sehr auf Ruhe bedacht und andere wiederum sind eher getrieben und unruhig. Ein erhöhter Bewegungsdrang kann sich durch häufige Aufstehversuche oder in fluchtähnlichen Aktivitäten zeigen, die so weit gehen können, dass der sterbende Mensch einen anderen Sterbeort als das Bett wie beispielsweise Rollstuhl oder Sessel und eine andere Sterbeposition als das Liegen wie beispielsweise Sitzen für sich aussucht und als angenehm empfindet. Auch Entkleiden und ein größeres Kältebedürfnis sind manchmal zu beobachten (Kränzle 2010d).

Das Aufdecken der Bettdecke, das Entfernen von Lagerungskissen und persönlichen Gegenständen wie beispielsweise das Lieblingskissen gleicht dem Ablegen von Kleidung und kann dem Betroffenen in der Selbstwahrnehmung beim Lagerungswechsel ein Gefühl von Nacktheit und Blöße vermitteln. Die »schützende Hülle« ist entfernt, der Betroffene hat keine Möglichkeit, diesen Zustand aus eigener Kraft zu beenden. Das kann zu Gefühlen wie Scham und Ausgeliefertsein führen.

Die An- und Zugehörigen

Die An- und Zugehörigen werden jeden Tag aufs Neue mit der grausamen Wahrheit konfrontiert, durch die zunehmende Immobilität wird das schnelle Fortschreiten der Erkrankung deutlich.

Dies kann Emotionen wie Angst, Unsicherheit und Traurigkeit auslösen. Andererseits kommen auch Gefühle wie Erleichterung auf, wenn der Betroffene massiv unruhig, getrieben und bettflüchtig gewesen ist und dann zunehmend immobiler wird. Es schwindet die Last der Verantwortung, den Betroffenen vor Stürzen oder anderen Gefahren zu schützen. Die meisten An- und Zugehörigen haben große Angst davor, dass ihr nahestehender Mensch wundliegen könnte und dadurch unnötige Schmerzen erleiden muss.

An- und Zugehörige in der Häuslichkeit sind meistens stärker belastet, da sie kaum technische Hilfsmittel wie beispielsweise ein elektronisch höhenverstellbares Pflegebett oder einen Lifter zur Verfügung haben.

Die Notwendigkeit, mit zunehmender Reduzierung der Betroffenenmobilität immer wieder neue Lagerungsmöglichkeiten auszuprobieren und gegebenenfalls auch in der Nacht zu lagern, führt zu einer hohen Anstrengung, Anspannung und Überforderung der An- und Zugehörigen. Wird dieser Kraftakt vom Betroffenen entsprechend honoriert, fühlen sich die An- und Zugehörigen gestärkt und in dem Gefühl bestätigt, aktiv in die Pflege integriert zu sein.

Oftmals kann aber trotz intensiver Anstrengungen keine zufriedenstellende Lagerung gefunden werden. Zusätzlich entsteht durch den engen Körperkontakt beim Lagern Nähe und somit auch Konfrontation mit dem drohenden Verlust. Die veränderte Rolle vom partnerschaftlichen Miteinander in einer Beziehung hin zum Hilfsbedürftigen und Helfenden wird im Bereich der Lagerung besonders deutlich.

Es fällt An- und Zugehörigen oft schwer, ihre neue Rolle zu finden, anzunehmen und daraus resultierende Ängste zu äußern. Dies kann bis zum Rückzug vom Betroffenen führen.

Die Pflegenden

Das Thema Lagerung spielt in der Pflege eine ganz zentrale Rolle. Vielfach wird Lagerung unter dem Aspekt der Dekubitusprophylaxe und -behandlung durchgeführt. Das Aufkommen eines Dekubitus wird nach wie vor als Pflegefehler beurteilt und kann Schuldgefühle auslösen (Schmid 2010a). Die Vermeidung eines Dekubitus durch regelmäßige Lagerung stellt dadurch einen hohen Pflegewert dar. In der betroffenenorientierten Palliativpflege entsteht hier ein Konfliktfeld: Wenngleich es auch immer ein Ziel ist und bleibt, einen Dekubitus zu vermeiden oder erfolgreich zu behandeln, so sind die Wünsche des Betroffenen als gleichwertig in den Pflegeprozess zu integrieren. So steht gegebenenfalls der medizinische und pflegerische Auftrag dem Betroffenenwunsch gegenüber.

Die Berücksichtigung der Betroffenenwünsche im Kontext einer fortschreitenden Tumorerkrankung einerseits und notwendige pflegerische Maßnahmen zur Prävention eines Dekubitus andererseits machen das pflegerische Spannungsfeld deutlich. Es erfordert eine genaue Krankenbeobachtung, in welcher Phase der Erkrankung der Betroffene sich befindet, das Ausschöpfen der für den Betroffenen tolerablen Möglichkeiten und den Mut gegebenenfalls die Bedürfnisse des Betroffenen über die pflegerischen Ziele zu setzen.

11.2 Ziele der Lagerung

In erster Linie sollte die Lebensqualität des Betroffenen an oberster Stelle stehen und nicht die Vermeidung eines Dekubitus. Eine atemunterstützende Lagerung kann zu einem leichteren Abfließen des Bronchialsekrets führen.

Der Betroffene

- erfährt die Lagerung, die sein Wohlbefinden fördert und seinen persönlichen Bedürfnissen und Gewohnheiten entspricht.
- verbessert seine Orientierung im Bett und in seinem Zimmer und kann sein Körpergefühl und seine Körperwahrnehmung fördern.
- erfährt, dass zusätzliche Schmerzen vermieden bzw. gelindert werden können.
- weiß, dass versucht wird, durch regelmäßige Lagerung einem Dekubitus bzw. der Verschlechterung eines bestehenden Hautdefekts entgegenzuwirken.
- kennt die Risiken bei Lagerungsverzicht und kann diese einordnen.
- erfährt Respekt und Akzeptanz, wenn er sich gegen Lagerung entscheidet.

Die An- und Zugehörigen

- sind informiert über die Grundlagen der Lagerung und lernen, diese im Rahmen ihrer Möglichkeiten durchzuführen.
- lernen, die Selbstständigkeit des Betroffenen zu fördern und zu achten.
- wissen um die Bedeutung von Körperkontakt und Sicherheitsgefühl und was es bedeutet, regelmäßig bewegt und gelagert zu werden.
- erfahren ihren Wert bei der Unterstützung durch Lagerung oder in der Biografiearbeit, wenn der Betroffene sich selbst nicht mehr äußern kann (welche Gewohnheiten und Vorlieben hatte der erkrankte Mensch).

Die Pflegenden

- beachten in ihrem Vorgehen die Konfliktfelder, die bei der Lagerung eines schwerkranken Menschen entstehen können

(Schmerzen, Dekubitus, Wünsche des Betroffenen/der An- und Zugehörigen).
- integrieren die Wünsche und Bedürfnisse des Betroffenen als gleichwertig in die Pflegeplanung mit ein und führen eine entsprechende Dokumentation durch.
- lagern den Betroffenen unter Berücksichtigung der persönlichen Ressourcen und stärken damit sein Selbstwertgefühl.
- reflektieren das Pflegeziel und kommunizieren die Konfliktfelder im Team sowie mit dem Betroffenen und den An- und Zugehörigen.
- respektieren gegebenenfalls den Wunsch des Betroffenen nach Lagerungsverzicht.
- wissen, dass Durchführung oder Verzicht von Lagerungsmaßnahmen Symptomveränderungen wie beispielsweise eine Zu- oder Abnahme von Schmerzen auslösen kann und Veränderungen der medizinischen Therapie nach sich ziehen können.

11.3 Pflegemaßnahmen bei der Lagerung

- Zeigen bequemer Lagerungsmöglichkeiten unter Benutzung von geeigneten Hilfsmitteln wie beispielsweise Handtücher, »Bettwurst«, Kissen, aufgeblasene Handschuhe (▶ Abb. 11.1), Sitzring, kinästhetische Lagerungshilfsmittel etc.
- Lagerung bzw. Bewegung des Betroffenen nach Gesichtspunkten der Kinästhetik und Basalen Stimulation
- Einsatz von Weichlagerungsmatratzen, cave: keine Wechseldruckmatratzen → diese können Unruhe bei bewusstseinseingeschränkten Patienten verstärken wie beispielsweise demenziell Veränderte oder Patienten mit einem Hirntumor
- Führen eines Lagerungsplans
- Anleiten von An- und Zugehörigen
- Eventuell Physiotherapie mit einbeziehen

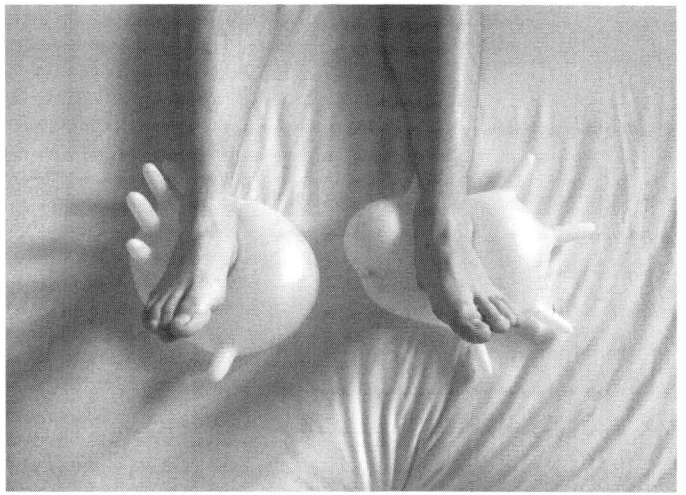

Abb. 11.1: Aufgeblasene Handschuhe zur Druckentlastung der Fersen

Herr K. ist 69 Jahre alt und leidet an einem metastasierenden Colon-Karzinom. Herr K. wirkte in den letzten Tagen seines Lebens sehr unruhig und getrieben. Dies war für die An- und Zugehörigen schwer auszuhalten. Kaum ist Herr K. gebettet worden, hat er sich fünf Minuten später wieder herumgewälzt, die Beine zwischen und durch das Bettgitter gesteckt und wollte aufstehen. Im Mobilisationsstuhl sitzend wirkte Herr K. immer ruhig und er schlief auch ein. Für die An- und Zugehörigen war schwer zu akzeptieren, dass es besser für Herrn K. sei, wenn er sich hauptsächlich im Mobilisationsstuhl aufhält. Herr K. verbrachte die letzten Tage seines Lebens ausschließlich im Mobilisationsstuhl, dessen Lehne gekippt werden konnte und Herr K. so auch bequem schlafen konnte. Er verstarb ruhig und entspannt während er im Mobilisationsstuhl saß.

11.4 Dokumentation

Ein detailliert beschriebenes Lagerungsschema innerhalb der Pflegeplanung erfolgt nur dann, wenn bestimmte Lagerungen aufgrund eines Symptoms nicht möglich sind oder unbedingt eingehalten werden müssen (Schmerzen bei Fraktur). Sonst wird der Lagerungswechsel unspezifisch dokumentiert. Die Art einer Weich- oder Superweichlagerung wird in der Pflegeplanung dokumentiert.

Die Entscheidung, den Standard Lagerung zugunsten des Standards Dekubitusprophylaxe einzusetzen, muss – wenn noch möglich – mit dem Betroffenen, stellvertretend mit den An- und Zugehörigen besprochen und das Ergebnis in der Kurve dokumentiert werden.

12 Nach dem Versterben eines Betroffenen

Der Umgang mit der Situation nach dem Versterben eines Menschen ist geprägt von der persönlichen Auseinandersetzung der An- und Zugehörigen mit dem Thema und mit der Trauer. Viele Menschen haben bis zur ihrer Lebensmitte noch keinen Toten in der Realität gesehen.

Szenen von toten und zum Teil entstellten Menschen, die durch Krieg oder Terroranschläge umgebracht worden sind, flimmern jeden Tag aufs Neue auf unzähligen Fernsehkanälen. Kinder und Jugendliche erleben das Sterben in einer surrealen Computerspiel- und Kinofilmwelt. Der natürliche Umgang mit dem Tod, als Teil unseres Lebens, der jeden Tag eintreten kann, ist nicht fiktiv und spektakulär, sondern durch seine unausweichliche Realität für sehr viele Menschen existenziell bedrohlich.

Nicht nur das Sterben ängstigt die Betroffenen, sondern auch die Ungewissheit, was nach ihrem Ableben mit ihrem toten Körper geschieht oder aber auch nicht passieren wird. Im palliativ-pflegerischen Verständnis ist die Würde des Menschen über den Tod hinaus geachtet und ebenso verstehen sich ein respektvoller Umgang mit dem verstorbenen Menschen und die Berücksichtigung von Wünschen, die der Verstorbene vor seinem Tod mitgeteilt hat. Die Wünsche des Betroffenen in Bezug auf seine Beerdigungsrituale decken sich nicht immer mit den Bedürfnissen der An- und Zugehörigen. Dann kann sich ein Spannungsfeld ergeben, das durch eine sensible Vorgehensweise mit dem Thema Tod zu Lebzeiten des Betroffenen unter Umständen behoben werden kann.

12.1 Umgang mit der Situation nach dem Versterben

Die unmittelbare Zeit nach dem Versterben eines Menschen ist für alle Beteiligten nicht leicht. Die An- und Zugehörigen fühlen sich oftmals hilflos und traurig. Manchmal, in Begleitungen sehr junger Menschen, kommen auch Gefühle wie Wut auf, die sich auch gegen das Team richten können. Daher ist ein offener Umgang mit viel Fingerspitzengefühl in dieser einzigartigen und einmaligen Situation erforderlich.

Der verstorbene Mensch

Nach dem Eintreten des Todes endet nicht automatisch die Beziehung zu dem verstorbenen Menschen. Die persönliche Würde und Achtsamkeit, die dem lebenden Menschen galt, gilt auch gegenüber dem verstorbenen Menschen als Leitlinie jeglichen Handelns. In der Nähe und im Kontakt mit dem toten Menschen setzt sich die Beziehung zu diesem Individuum fort. Das Sprechen und die Verrichtungen sind in diesem speziellen Moment von Respekt und Würde geprägt. In der Honorierung seiner letzten Wünsche lebt die persönliche Beziehung zum Betroffenen auch nach dessen Tod weiter und erweist ihm die letzte Ehre.

Die An- und Zugehörigen

Für die An- und Zugehörigen bedeutet der Tod eines ihnen nahestehenden Menschen eine oft erschütternde Ausnahme- und Krisensituation. Selbst diejenigen, die sich schon länger mit dem nahestehenden Tod auseinandergesetzt haben, erleben im Moment des Todes abrupten, nicht in Worte zu fassenden Trennungsschmerz. Gerade in dieser Situation brauchen sie Menschen, die ihnen mit Verständnis beggenen und ihnen Schutz und Unterstützung anbieten.

Aus der Trauerforschung ist bekannt, dass das Gestalten und Erleben des Abschiedes von dem gerade verstorbenen Menschen einen prägenden Einfluss auf den Beginn bzw. die Fortsetzung der Trauerarbeit hat. Diese Trauerarbeit ist abhängig von der jeweils individuellen Biografie und Beziehungsgeschichte. Daher ist es wichtig, den An- und Zugehörigen und ihren individuellen Trauerreaktionen sensibel und achtungsvoll zu begegnen, ihnen Raum und Zeit für ihre Emotionen und ihr Abschiednehmen einzuräumen. Die Spannung zwischen dem Realisieren des Todes und dem »Nicht-wahr-haben-Wollen« ist nicht aufzulösen, sondern erfahrbar zu machen und auszuhalten.

Die Pflegenden

Auch für die Pflegenden bedeutet der Tod des ihnen anvertrauten Menschen nicht den sofortigen Beziehungsabbruch. Im palliativen Bereich verweilen die Betroffenen meistens längere Zeit in der Einrichtung und erleben dort mehrere Aufenthalte, dadurch kann eine enge Beziehung entstehen, die es auch für die Pflegenden wichtig macht, diese angemessen und würdevoll für sich zu beenden. Den Pflegenden sollte daher die Möglichkeit eingeräumt werden, sich nach ihren eigenen Vorstellungen von dem jeweiligen Betroffenen verabschieden zu können. Allerdings ist es auch wichtig, die Balance zwischen den eigenen Bedürfnissen und denen der An- und Zugehörigen auszuloten, dass keine Überlagerung stattfindet oder gar die Wünsche der verstorbenen Menschen missachtet werden. Im Moment der direkten Versorgung des verstorbenen Menschen kann es eine gute Gelegenheit für die Pflegenden sein, sich zu verabschieden.

Über das optische und taktile Erleben wird der Tod des Betroffenen real und fassbar. In diesem Wissen ist es der palliativpflegerische Auftrag, An- und Zugehörige dazu zu ermutigen, den Abschied zu gestalten und sie nach Wunsch konkret in die Versorgung des verstorbenen Menschen mit einzubeziehen.

Nach dem unmittelbaren Versterben eines Menschen sind Pflegende meist mit einer Flut von unterschiedlichen Gefühlen von An- und Zugehörigen konfrontiert. Neben der Wahrung der Würde des verstorbenen Menschen ist die Begleitung und Unterstützung der An- und Zugehörigen in dieser schwierigen Zeit hauptsächlicher pflegerischer Auftrag.

An- und Zugehörige sollen die Einzigartigkeit und Individualität der Situation erfahren dürfen. Hierfür benötigen sie von den Pflegenden meist Ermutigung und Erlaubnis.

Dazu gehört auch, durch ruhiges und klares Sprechen und Handeln Sicherheit zu vermitteln und konkret auf Fragen der An- und Zugehörigen einzugehen.

12.2 Ziele in Bezug auf die Situation nach dem Versterben

Eine besondere Sensibilität und Achtung ist nach dem Sterben der kranken Menschen erforderlich. Die Würde, die dem unheilbarkranken Menschen galt, setzt sich im respektvollen Umgang mit dem verstorbenen Menschen fort.

Der verstorbene Mensch

- Der verstorbene Mensch erfährt gleichermaßen den Respekt, den er auch zu Lebzeiten erfahren durfte.
- Anweisungen und Wünsche, die er in Bezug auf Bestattungsritual und Trauerfeier geäußert hat, werden befolgt.

Die An- und Zugehörigen

- erhalten ausreichend Zeit zum Abschied nehmen.
- erfahren, wie wichtig das Abschied nehmen für den folgenden Trauerprozess ist.
- werden ermutigt, bei der Versorgung des verstorbenen Menschen zugegen zu sein oder auch aktiv mitzuhelfen.
- werden mit ihrer Vielzahl von möglichen Fragen wie beispielsweise Sterbeprozess oder Beerdigungsformalitäten ernst genommen und nicht alleine gelassen.

- mit anderen Religionen und Glaubensgemeinschaften haben Raum für ihre Verabschiedungs- und Trauerzeremonien.

Die Pflegenden

- achten die Würde des verstorbenen Menschen.
- kennen die Bedeutung und die Besonderheiten der Versorgung von verstorbenen Menschen in den unterschiedlichen Religionen.
- wissen um die Gestaltungsmöglichkeiten der Verabschiedung.
- reflektieren erlebte Reaktionsformen von An- und Zugehörigen auf die Überbringung der Todesnachricht und lernen, angemessen zu reagieren.
- wissen um ihre besondere Aufgabe in der An- und Zugehörigenbegleitung und im Beginn des Trauerprozesses.
- können An- und Zugehörigen bezüglich der weiteren Organisationen nach dem Tod eines An- und Zugehörigen wie beispielsweise bei der Bestattung beraten.
- respektieren ihre eigenen Gefühle im Umgang mit dem verstorbenen Menschen.

12.3 Maßnahmen im Umgang mit dem verstorbenen Menschen

Der letzte Anblick des verstorbenen Menschen prägt sich bei den An- und Zugehörigen tief ein. Dieses Bild ist meistens lange im Gedächtnis abrufbar. Unwürdige Bilder belasten die An- und Zugehörigen meistens viele Jahre. Dies spiegelt die Wichtigkeit der Versorgung des verstorbenen Menschen gerade auch für die An- und Zugehörigen wider. In der Zeitspanne zwischen dem Versterben und der Beisetzung werden wichtige Meilensteine auf dem Trauerweg geebnet.

> Auch nach dem Versterben hat der Mensch ein Recht auf die Wahrung seiner Intimsphäre.

Anamnese/Reflexionen, Gedanken zum Umgang mit dem verstorbenen Menschen

- Hat der verstorbene Mensch Wünsche in Bezug auf die Gestaltung der Verabschiedung oder Beerdigung gegenüber den Pflegenden oder den An- und Zugehörigen geäußert?
- Welche Beziehungen haben zu An- und Zugehörigen bestanden?
- Wer ist Ansprechpartner für die Pflegenden?
- Möchte der verstorbene Mensch eine besondere Kleidung angezogen bekommen wie beispielsweise den Lieblingstrainingsanzug oder das Lieblingskleid?
- Möchten die An- und Zugehörigen zu jeder Tages- und Nachtzeit informiert werden?
- Möchte jemand beim Versterben anwesend sein? Wen möchte der Betroffene in dieser besonderen Situation nicht um sich haben?
- Gibt es spezielle Wünsche bezüglich der Verabschiedung wie beispielsweise eine Aufbahrung zu Hause?
- Soll ein Seelsorger benachrichtigt werden?

Traueranamnese der An- und Zugehörigen

- Gab es mehrere Verluste in kurzer Zeit?
- Ist ein erschwerter Trauerprozess zu erwarten?
- Eventuell Angebot von weiterreichender Trauerarbeit anbieten

Pflegerische Maßnahmen im Umgang mit dem verstorbenen Menschen

Versorgung des verstorbenen Menschen

- Lagerungsmittel entfernen.
- Verstorbenen flach auf dem Rücken lagern. Dabei kann Luft aus den Lungen entweichen. Dies kann manchmal einen seufzerähnlichen Laut hervorrufen. Darüber müssen die An- und Zugehörigen im Vorfeld informiert werden, so dass sie nicht erschrecken.
- Bei der Versorgung eines verstorbenen Menschen sind die gleichen Schutzvorkehrungen zu treffen wie bei einer normalen Körperpflege. Also Handschuhe beim Entfernen von Zugängen, Versorgung des Intimbereichs, bei der Mundpflege u. ä. Ein Verstorbener ist nach Eintritt des Todes so infektiös wie zu Lebzeiten. Bei vorher bekannten Infektionen sind entsprechende Schutzvorkehrungen zu treffen.
- Zugänge/Ableitungen entfernen; Ausnahme PEG-Sonde und der Stomabeutel, der erneuert werden sollte. Diese Zugänge werden belassen, da sonst eventuell Magen- oder Darminhalt austreten kann.
- Sichtbare Verunreinigungen abwaschen.
- Gegebenenfalls verstorbenen Menschen komplett waschen, salben, wenn An- und Zugehörige dies wünschen.
- Die Haare werden gekämmt; Männer eventuell rasiert.
- Schmuck wird entfernt (mit Zeugen) und dem persönlich bekannten Angehörigen ausgehändigt.
- Verbände/Körperöffnungen vorausschauend auf eventuelle Flüssigkeitsaustritt versorgen (cave: gerade bei Ileus besteht die Gefahr von Nachlaufen von Flüssigkeit; vorsichtig bei Umlagerungen sein, gegebenenfalls zuvor im Mundbereich absaugen).
- Schutzhose anziehen.
- Nachthemd bzw. Wunschkleidung anziehen.
- Nach Möglichkeit (Wunsch) Zahnprothese einsetzen.
- Augen schließen. Bleiben sie nicht zu, werden sie einige Zeit mit feuchten Wattepads beschwert.

- Hände übereinanderlegen (nur auf ausdrücklichen Wunsch falten).
- Den Verstorbenen mit einem sauberen Laken bis Brusthöhe abdecken.
- Mund schließen; wenn dies schwierig ist, dann wird der Mund mithilfe eines oder von zwei gerollten Handtüchern unter dem Kinn geschlossen (▶ Abb. 12.1 und ▶ Abb. 12.2).
- Im Krankenhaus oder in einer anderen Einrichtung wird eine Identifikationskarte, die mit dem Namen, Geburts- und Sterbedatum versehen ist, am Fußgelenk des verstorbenen Menschen angebracht
- Cave: Offiziell dürfen Verrichtungen an den verstorbenen Menschen erst vorgenommen werden, wenn der Arzt/die Ärztin die Leichenschau durchgeführt und den Totenschein ausgefüllt hat.

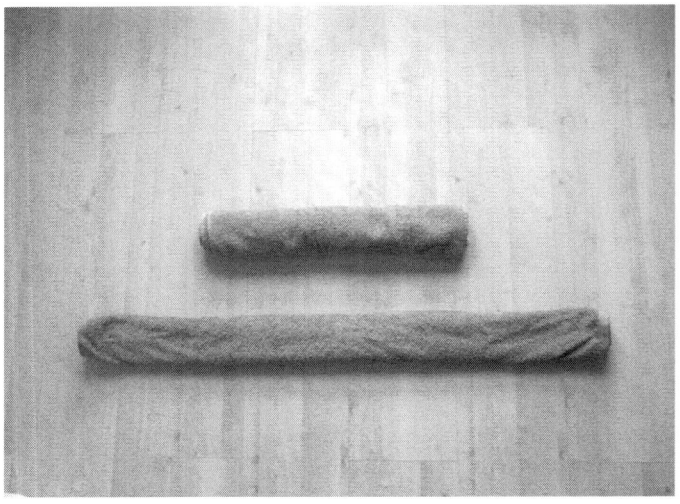

Abb. 12.1: Gerollte Handtücher

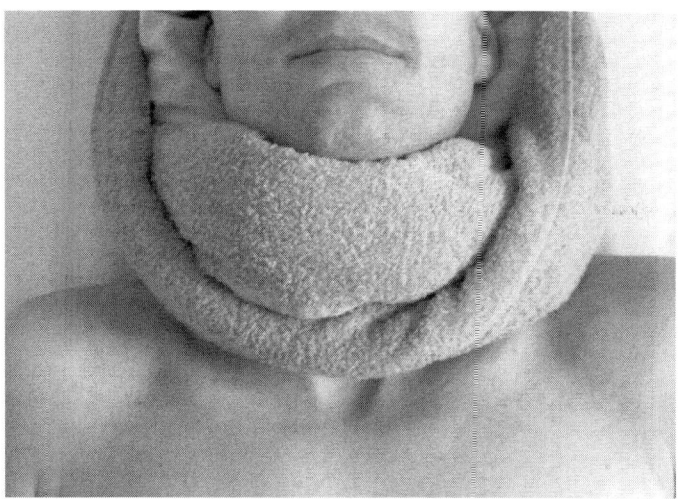

Abb. 12.2: »Hochgebundenes« Kinn mit Handtüchern

Gestaltung der »räumlichen« Verabschiedung

- Zimmer aufräumen und sichtbare Pflegeartikel entfernen.
- Blumen ins Zimmer stellen oder eigene Blumen herrichten.
- Saubere Tischdecke, Kerze, Windlicht, religiöse Gegenstände je nach Wunsch ins Zimmer legen.
- Zimmer verschließen oder Hinweisschild ›Bitte zuerst im Pflegendenzimmer melden‹ anbringen, damit An- und Zugehörige nicht unvorbereitet oder gegebenenfalls noch nicht Informierte das Zimmer betreten.
- Zimmer lüften, Heizung ausstellen.
- Bei unangenehmem Geruch eventuell elektrische Duftlampe anstellen.

Begleitung der An- und Zugehörigen

- Beim Einsargen mit dabei bleiben, wenn dies von den An- und Zugehörigen gewünscht wird. Vielleicht möchte jemand noch etwas mit in den Sarg legen?
- Genügend Raum und Zeit für Fragen lassen.
- Miteinbeziehen der An- und Zugehörigen bei der pflegerischen Versorgung des verstorbenen Menschen.
- Gegebenenfalls An- und Zugehörige weiterführende Unterstützung anbieten wie beispielsweise Trauercafé oder Trauergruppen.
- Ermutigen, dass sich auch Kinder, wenn diese es möchten, von dem verstorbenen Menschen verschieden können.

Informative und administrative Aufgaben

- Alle Personen (Ärzte, Ehrenamtliche, Physiotherapie etc.), die in die Begleitung mit involviert waren, über das Verstreben informieren und auf Wunsch Möglichkeit der individuellen Verabschiedung vom verstorbenen Menschen ermöglichen.
- Arzt über Todeszeit informieren.
- Totenschein ausstellen lassen.
- Totenschein innerhalb der vorgegebenen Zeit an die zuständige Stelle (Krankenhausleitung, Standesamt etc.) weiterleiten. Für diese Vorgehensweise liegen in jeder Einrichtung unterschiedliche Richtlinien vor.

Frau M., eine 38-jährige Patientin, ist auf einer Palliativstation an einem Mamma-Ca verstorben. Ihre Mutter hatte bereits im Vorfeld angekündigt, dass sie beim Versterben und anschließenden Herrichten unbedingt dabei sein möchte. Sie hatte dies mehrfach gegenüber den Pflegekräften erwähnt, die den Wunsch der Mutter in der Patientendokumentation festgehalten haben.

Die Mutter und der Ehemann der Patienten waren anwesend als sie verstarb. Zusammen mit dem Ehemann hatte sie die Lieblingskleidung ihrer Tochter mitgebracht. Die diensthaben-

> de Pflegekraft hat die Mutter unmittelbar nach dem Versterben angesprochen, dass sie sie beim Herrichten der Verstorbenen gerne unterstützen möchte.
>
> Die Pflegekraft und die Mutter wuschen und cremten die Verstorbene mit ihren Lieblingspflegeutensilien. Die Lieblingskleidung wurde ihr angezogen und die Haare schön frisiert. Zuletzt schminkte die Mutter ihre Tochter hingebungsvoll, wie sie es zu Lebzeiten selbst tat. Während des Herrichtens erzählte die Mutter sehr viele Geschichten und Anekdoten aus dem Leben ihrer Tochter.

12.4 Exkurs: Sterbephase und die Situation nach dem Versterben in anderen Religionen

Es ist wichtig, die An- und Zugehörigen zu fragen, wie die Versorgung eines verstorbenen Menschen in ihrer Glaubenszugehörigkeit zu erfolgen hat. Welche bestimmten Regeln und Rituale zwingend beachtet werden müssen. Die wichtigsten Informationen (Roller & Scheytt 2007, S. 522–547) der bekanntesten Religionen im Umgang mit einem Verstorbenen werden nachfolgend aufgeführt (weitere Informationen finden Sie in Urban 2011).

Islam

- Verstorbene Muslime werden immer von Menschen ihrer Glaubenszugehörigkeit versorgt. Ein verstorbener Moslem wird von zwei gläubigen Männern und eine verstorbene Muslima wird von zwei gläubigen Frauen versorgt.

- Die Verstorbenen dürfen nur von Gläubigen berührt werden. Andersgläubige Pflegende müssen also Handschuhe tragen, wenn sie an dem Verstorbenen Verrichtungen ausführen müssen.
- Die Angehörigen schließen dem Verstorbenen unmittelbar nach dem Todeseintritt die Augen.
- Während der rituellen Waschung (dreimal mit fließendem Wasser) sagen die Angehörigen Suren aus dem Koran auf. Dabei singen und weinen sie.
- Sie bringen in Körperöffnungen und unter die Achselhöhlen eine Kampferlösung ein und salben den Verstorbenen mit Ölen.
- Der Kopf wird zur rechten Seite gedreht, so dass der Verstorbene mit dem Gesicht Richtung Mekka beerdigt werden kann.
- Der verstorbene Mensch wird in ein weißes randloses Tuch eingehüllt und auf die rechte Seite in den Sarg gelegt; das Leichentuch wird beim Mann dreifach und bei der Frau fünffach gewickelt.
- Die Hände werden bei Männern über dem Bauch und bei Frauen über der Brust zusammengelegt.
- Die Beisetzung muss innerhalb von 24 Stunden stattfinden nach Möglichkeit in islamischer Erde.
- Autopsien und Feuerbestattungen sind im Islam verboten.

Buddhismus

- Der Verstorbene sollte vor Eintreffen des Priesters möglichst nicht bewegt werden, damit dieser die vorgeschriebenen Gebete sprechen kann.
- Der Scheitel des Kopfes wird als Pforte für den Austritt des Bewusstseins angesehen, nur dort darf der Tote berührt werden, um beispielsweise geweihte Substanzen dort aufzulegen. Der Tote darf unter keinen Umständen an einer anderen Körperstelle berührt werden, um das Bewusstsein nicht in eine andere unreine Richtung zu lenken. (Sämtliche Körperöffnungen werden als unrein angesehen.)
- Der Leichnam wird ohne Waschung in ein schlichtes Laken eingehüllt. In dieser Phase verlässt das Bewusstsein den Körper.

- Meist findet eine Feuerbestattung durch einen Angehörigen oder ein buddhistisches Ordensmitglied statt, in einzelnen Ländern Einäscherung (mit ritueller Reinigung der Asche) oder Übergabe des Leichnams in heiliges Wasser.

Hinduismus

- Nach dem Versterben gelten sehr unterschiedliche Rituale. Bei Unklarheiten Angehörige fragen oder Priester hinzuziehen.
- Rituelle Waschung unter fließendem Wasser beispielsweise mit Duschliege im Bad durch Angehörige und/oder Priester.
- Einkleiden oder Einwickeln des Leichnams in Tücher oder Laken.
- Gelegentlich wird der Leichnam auf den Boden gelegt, Lampen und Kerzen angezündet, Weihrauch verbrannt.
- Einäscherung so bald als möglich; in Indien auf einem Bestattungsscheiterhaufen.
- Babys und »umherziehende Heilige« werden beerdigt.
- Vor der Verbrennung sollten alle kurz vor oder nach dem Tod entnommene Organe zurückgegeben werden.
- Normalerweise dürfen Nicht-Hindus den eingehüllten Leichnam berühren. Trotzdem sollten die Angehörigen im Vorfeld um Erlaubnis gefragt werden.
- In Indien wird am dritten Tag nach der Verbrennung die Asche eingesammelt und am zehnten Tag oder danach in einen heiligen Fluss gestreut.

Judentum

- Spezielle Rituale vor Eintritt des Todes gibt es nicht.
- Feder über die Augen und den Mund des Verstorbenen legen, zur Sicherstellung des Atemstillstands.
- Schließen von Augen und Mund durch den Sohn oder die nächsten Angehörigen.
- Arme ausgestreckt entlang des Körpers legen, Unterkiefer hochbinden.

- Verstorbene werden auf den Fußboden mit den Füßen zur Türe gelegt.
- Leichnam (auch das Gesicht) mit einem Laken bedecken, brennende Kerze ans Kopfende stellen.
- Rituelles Zerreißen von Kleidung, meist jedoch erst kurz vor der Bestattung.
- Verstorbene werden nicht alleine gelassen (Begleitung aus der Gemeinde), Tag und Nacht Totenwache bis kurz vor der Bestattung.
- Verstorbene werden von gleichgeschlechtlichen Angehörigen zweimal gewaschen: eine hygienische Waschung und eine spirituelle Reinigung.
- Den Raum, in dem der Verstorbene liegt, sorgfältig abschirmen, um Störungen zu vermeiden.
- Schlichte weiße Kleider sind als Sterbekleider vorgeschrieben.
- Die Bestattung soll nach Möglichkeit innerhalb von wenigen Stunden geschehen.
- Immer Erdbestattung im Einheitsgrab. Das Grab darf nicht aufgelöst werden, da dem Toten die Erde, in der er liegt, gehört.
- Obduktion und Organspende werden meist strikt abgelehnt. Sie sind nur aus gerichtsmedizinischen Gründen oder bei Rettung eines anderen Menschenlebens mit dem Einverständnis der Angehörigen zulässig.
- Das moderne Judentum lässt eine Verbrennung zu.

Atheisten

- Religiöse Rituale sind nur in Ausnahmefällen angebracht, beispielsweise bei einer Bereitschaft zur Transzendenz zum Lebensende hin.
- Wenn An- und Zugehörige zur Durchführung religiöser Rituale wie beispielsweise Krankensalbung oder das letzte Abendmahl drängen, ist allergrößte Zurückhaltung geboten (Autonomie des sterbenden Menschen).
- An die Stelle eines Rituals sollte menschliche Solidarität treten.

- Der Tod wird ohne Hoffen auf ein Leben nach dem Tod oder einer anderen spirituellen Auseinandersetzung mit diesem Thema akzeptiert.
- In der Trauerfeier werden der verstorbene Mensch und sein real gelebtes Leben gewürdigt.
- Der Tod und das Leben werden rational-philosophisch gedeutet durch den normalen Gang der Natur.
- Die Trauerfeier hat meistens anstelle der religiösen eine starke soziale Komponente.

- Die Erfahrung des Sterbens und die Konfrontation mit dem Tod sind die Bewährungsprobe des Atheisten.
- Konsequenter Atheismus stellt dabei weit höhere Anforderungen als jede Religion.
- Rationale Begründungen für Atheismus sind häufig Umkleidungen affektiver Bestrebungen.
- Die vielleicht häufigste Einstellung des heutigen westlichen Menschen ist das »man kann nie wissen« und nicht so sehr das atheistische »nach dem Tod ist alles aus«.

13 Selbstpflege

13.1 Fürsorglicher Umgang mit sich selbst

Nur wer gut für sich selbst sorgt, kann sich auch gut um andere sorgen. Daher ist es sehr wichtig, die eigene Befindlichkeit nicht aus dem Blickwinkel zu verlieren.

Dorothea Orem geht davon aus, dass Menschen grundsätzlich zur Selbstpflege fähig sind. Und dazu über die notwendigen Kompetenzen verfügen. Sie beschreibt Selbstpflege als eine grundlegende Handlung, um Leben, Gesundheit und Wohlbefinden zu erhalten oder wiederherzustellen. Damit kann Selbstpflege als eine grundlegende Form von Gesundheitspflege betrachtet werden (Orem 1997). »Selbstpflege wird als bewusstes Handeln beschrieben, das es Individuen ermöglicht, sich in vielen verschiedenen Stadien von Wohlbefinden oder Gesundheit zu befinden oder von einem Zustand in einen anderen zu wechseln« (Orem 1997, S. 132).

Zur Gesunderhaltung von Mitarbeitern trägt einerseits eine gute Selbstpflege, aber andererseits auch das Klima der Institution und die Wahrnehmung der Mitarbeiter durch ihre Leitung bei. Eine sorgfältige und regelmäßige Beachtung und der Möglichkeiten einer Gesundheitserhaltung der Pflegenden und gesundheitserhaltende Maßnahmen innerhalb der Organisation müssen, im Rahmen der Fürsorgepflicht gegenüber den Arbeitnehmern, ständiges Thema sein. Allerdings sollte auch jeder einzelne Mitarbeiter bereit sein, Zeit und auch Geld in die eigene Gesundheit zu investieren. Sie sollten ihre Gesundheitserhaltung als Lebenskonzept begreifen und Leben und Arbeit in ein Gleichgewicht bringen. Jeder Mensch muss seinen persönlichen Weg zur Gesundheitserhaltung finden und vertiefen.

13.2 Möglichkeiten zur Selbstpflege im Stationsalltag

Selbstpflegepotenziale von Mitarbeitern im Gesundheitswesen können speziell gefördert werden. Ein praxisnahes Modell kann wie folgt aussehen: Der Mitarbeiter, seine Beanspruchung und Belastung sowie seine Selbstpflegepotenziale werden in den Mittelpunkt der Betrachtung gerückt. Es wird somit versucht, humane, gesundheits- und persönlichkeitsfördernde Arbeitsbedingungen zu begünstigen.

Ratsam ist es, eine hohe Transparenz in Abläufen und Strukturen zu schaffen, Mitarbeiter in Planungen mit einzubeziehen, ein Maß an Freiraum für selbst bestimmtes Handeln zu ermöglichen und klare, offene Kommunikationsstrukturen gemeinsam zu entwickeln. Viele Probleme sind in der Arbeitsorganisation, in Ablaufstrukturen eines Trägers bzw. einer Einrichtung anzusiedeln.

Dies ist in fast allen Bereichen im Gesundheitswesen festzustellen, ambulant und stationär. Die Ausprägungen sind sicherlich verschieden. Daher müssen Veränderungen, die im Sinne der Selbstpflege vorgenommen werden sollen, den individuellen Bedingungen angepasst werden.

Grundsatz sollte hier sein, dass in der Planung der Arbeitsstrukturen die Interessen des Patienten, Bewohners und Gastes, aber auch die des Mitarbeiters mit berücksichtigt werden. Das klingt selbstverständlich, ist aber in der Realität oftmals nicht der Fall. Ablaufstrukturen werden sehr häufig von der Organisation bestimmt. Die Essensgabe, z. B. im stationären Bereich, ist vom Arbeitsablauf der Großküche bestimmt und nicht von den Betroffenen. Betroffenenorientierte Abläufe zu gestalten, ist gerade in der palliativen und hospizlichen Arbeit von großer Bedeutung, jedoch werden die Interessen der Mitarbeiter meistens kaum berücksichtigt. Diesen Bereich gilt es ebenso zu thematisieren. Beispiele für mögliche Ansatzpunkte der betrieblichen Gesundheitsförderung:

Ein Beispiel sind die Arbeitszeiten und Dienstplangestaltung. Diese sollten flexibel gestaltet werden, das heißt: Idealerweise sollte bereits bei der Einstellung von neuen Mitarbeitern deren Wünsche bezogen auf die Arbeitszeit und Dienstplangestaltung abgefragt werden. Dies signalisiert ein Ernstnehmen des Mitarbeiters und seiner Bedürfnisse. Selbstverständlich müssen jedoch diese Wünsche auch mit den Bedürfnissen der anderen Beteiligten abgestimmt werden.

Ein weiteres Beispiel ist die Arbeitsplatzgestaltung. Die Gestaltung einer angenehmen Atmosphäre ist nicht nur für die Bewohner bzw. die Patienten wichtig. Kleine Dinge können Großes bewirken. Ein wohnlich gestalteter Pausenraum, Grünpflanzen und angenehme Düfte sind leicht zu verwirklichen und können das Wohlbefinden fördern. Auftanken ist gefragt. Gerade in der Versorgung von unheilbarkranken Menschen scheint dies von besonderer Relevanz zu sein. Das vollkommene Einbringen der eigenen Person wird gefordert, Themen wie Abgrenzung, Nähe und Distanz sind wichtig. Das erfordert aber auch die Möglichkeit des Rückzugs, hierfür sollten entsprechende »Schutzräume« von Seiten der Organisation geschaffen werden.

Die Organisation von reibungslosen Abläufen ist ein wichtiger Aspekt. Die vielfältigen Bereiche in einer Organisation im Gesundheitswesen miteinander zu koordinieren, stellt eine große Herausforderung dar. Es kommt häufig zu Reibungen verschiedener Bereiche: Hauswirtschaft und Pflege, Angehörige und Pflegekräfte, Mediziner und Pflegekräfte etc. Ursachen sind verschiedene Arbeitsabläufe, die nicht aufeinander abgestimmt sind bzw. fehlende Möglichkeiten des Austauschs und der Kommunikation, was zu Unkenntnis über die alltäglichen Erfordernisse des anderen führt.

Es wird deutlich, dass immer ein Zusammenspiel zwischen der Organisation mit entsprechenden gesundheitsfördernden Angeboten und der Eigenbereitschaft des Mitarbeiters erforderlich ist. Die Bereitschaft, etwas zur Selbstpflege beizutragen, muss immer von beiden kommen.

Fort- und Weiterbildungen sind wichtige Elemente, die von der Organisation unter Einbeziehung der Bedürfnisse der Mitarbeiter angeboten werden sollten. Nicht nur Pflichtfortbildungen wie zu Brandschutz- oder Hygiene, sondern auch Fortbildungen, durch die die Fähigkeiten und Fertigkeiten des Mitarbeiters gefördert werden, sollten angeboten werden. Die Anpassung an veränderte Bedingungen ist ebenso erforderlich.

Viele Überforderungsmomente entstehen durch Verunsicherung und Unwissenheit. Neben fachspezifischer ist auch praktische Fortbildung zum Thema Selbstpflege erforderlich. Die Frage ist hier: Was kann ich für mich auf der seelischen und auf der körperlichen Ebene als Entlastung tun?

Sich selbst zu beobachten und zu fragen »Was tut mir gut?«, muss gelernt werden. In der Versorgung von unheilbar kranken Menschen steht immer die Lebensqualität des Betroffenen im Mittelpunkt. Auf die Lebensqualität der Mitarbeiter wird kaum Rücksicht genommen. Die Lebensqualität der Mitarbeiter sollte jedoch analog gesehen werden. Daher sind Überlegungen, wie eine sinnvolle praxisnahe Selbstpflege für eine bessere Lebensqualität der Mitarbeiter aussehen kann, wichtig.

Hier steht die Impulsgabe, die Förderung von Ressourcen, im Vordergrund. Massageangebote oder das Erlernen von Entspannungsübungen können nur Anreize bieten, auf sich selbst mehr zu achten. Der Transfer in den Alltag ist anzustreben. Regelmäßige Angebote zur Selbstpflege können langfristig Kosten senken. Verschiedene Angebote durch den Arbeitgeber als Maßnahmen zur Gesundheitsfürsorge sind sicherzustellen (Lexa 2011b).

Ein weiterer wichtiger Bereich ist die Schulung von Leitungskräften im Sinne der Selbstpflege. Wie gehe ich mit Mitarbeitern um? Das Erlernen von Kommunikationstechniken ist für jede Leitungskraft ein wichtiger Bestandteil, wenn es um Mitarbeiterführung geht. Die lernende Organisation als Grundsatz bezieht alle Ebenen mit ein.

Daher gilt es, auch im Bereich der Selbstpflege verlässliche und personenunabhängige Strukturen zu schaffen. Um Aspekte der Selbstpflege in den Arbeitsalltag zu implementieren, erscheint es sinnvoll, nicht auf die Aktivität anderer zu warten, sondern selbst die Initiative zu ergreifen. Dies gilt sowohl für die Trägerebene als auch für die Mitarbeiterebene. Die aktive Gestaltung der Berufswelt ist das Ziel. Mithilfe des Personal- oder Betriebsrats als neutrale Instanz kann dies gelingen. Ebenso ist es denkbar, das Ethikkomitee einer Einrichtung, falls vorhanden, für ein solches Vorhaben zu gewinnen. Ein Ethikkomitee ist nicht nur für ethische Entscheidungsfindungen in Bezug auf Patientenbelange zuständig, sondern auch für Aspekte organisatorischer Art. So kann beispielsweise die Ausgangsfrage formuliert werden, ob die Arbeitsbedingungen (Überstunden, unbesetzte Stellen etc.) moralisch und ethisch mit der Fürsorgepflicht des Arbeitsgebers vereinbar sind. Daraus könnten im Fall einer ethischen Fallbesprechung gemeinsam Lösungsstrategien für die Umsetzung im Arbeitsalltag erarbeitet werden. Ein Einzelner alleine kann nichts bewirken gegen ein bestehendes System, das würde »Kampf gegen Windmühlen« bedeuten. Nur gemeinsam ist man stark und kann den Prozess der Veränderung beginnen.

13.3 Möglichkeiten zur Selbstpflege in der Freizeit

Im Palliativbereich ist es mittlerweile aufgrund veränderter Rahmenbedingungen hektischer geworden und Zeit ist oftmals ein Problem. In anderen Bereichen wie Pflegeeinrichtungen ist der Zeitfaktor immer ein Thema. Trotzdem ist es wichtig, gerade in Stresssituationen auf sich selbst gut zu achten. Rückengerechtes Arbeiten wie beispielsweise der Einsatz von höhenverstellbaren Betten, zu zweit lagern oder mobilisieren und kinästhetische Maßnahmen sind sehr wichtige Selbstpflegemaßnahme im Arbeitsalltag. Allerdings wird dies aus Zeitgründen oftmals nicht praktiziert. Die Schonung des eignen Rückens ist jedoch immer wichtiger als Zeitdruck. Letztendlich dient das rückengerechte Arbeiten zum Erhalt der Gesundheit und somit zur Sicherstellung der zu erbringenden Arbeitsleistung. Die Argumentation mit dem Faktor Zeit kann damit entkräftet werden, dass langfristig gesehen das rückengerechte Arbeiten eine Ressource darstellt.

Die Arbeit in der Pflege ist eine stark körperlich belastende Tätigkeit und gerade aus diesem Grund ist es umso wichtiger, den eignen Körper nur so weit zu belasten, wie es unbedingt notwendig ist. Im Rahmen der Fürsorgepflicht des Arbeitgebers ist es in diesem Zusammenhang wünschenswert, ausreichende Hilfsmittel für Lagerungen und Mobilisation zur Verfügung zu stellen und in regelmäßigen Abständen Schulungen bzw. Fortbildungen für rückengerechtes Arbeiten anzubieten.

Eine weitere Möglichkeit für Mitarbeiter, im Bereich Palliative Care eine deutliche Grenze zwischen Privat und Arbeit zu ziehen, ist das bewusste An- und Ausziehen der Berufskleidung. Manche entwickeln auch ein Ritual für die bewusste Grenze. So ist es beispielsweise nicht unüblich, dass Mitarbeiter einen Gegenstand als Ritual für sich auswählen wie beispielsweise einen Stein. Dieser Stein wird als Zeichen für die Arbeitszeit gesehen nach dem Anziehen der Berufskleidung in den Spind gelegt und am Ende des Dienstes wieder mit nach Hause genommen. Jeder kann für sich ein ähnliches Ritual entwickeln, wenn das bewusste An- und Ausziehen der Berufskleidung nicht ausreichend ist. Für Menschen, die im ambulanten Bereich oder in einem stationären Hospiz arbeiten, empfiehlt es sich, zu Hause ein extra Schrankfach für die Arbeitskleidung zu separieren und die Arbeits- nicht mit der Privatkleidung zu vermischen.

Mit unkomplizierten Methoden lassen sich kleine Übungen in den Alltag integrieren. So gestaltet sich der Selbstpflegeprozess abwechslungsreich und wird nicht eintönig. Eine Atemübung, eine Schreibübung und eine Übung aus der progressiven Muskelentspannung werden nachfolgend angeleitet (Lexa 2011a).

Atemübung

- Nehmen Sie eine bequeme Sitzposition ein.
- Schließen Sie die Augen.
- Positionieren Sie Ihre Füße so, dass Sie guten Bodenkontakt haben.
- Atmen Sie 5-mal langsam ein und aus.

- Lenken Sie nun Ihre Aufmerksamkeit auf Ihre Füße und dann auf Ihre Hände.
- Verweilen Sie in diesem achtsamen Moment einen Augenblick.
- Öffnen Sie die Augen.

Sie können nach dieser ersten Phase aufhören oder mit den folgenden Schritten weitermachen.

- Suchen Sie einen Gegenstand aus dem Raum.
- Betrachten Sie die einfachen Details dieses Gegenstandes.
- Lassen Sie die Einfachheit auf sich wirken.

Schreibübung

Suchen Sie sich einen ruhigen angenehmen Ort. Nehmen Sie sich ca. zwanzig bis dreißig Minuten Zeit, um sich Gedanken zu folgenden Themen zu machen und diese anschließend aufzuschreiben:

- Was war meine Motivation, genau diesen Beruf zu ergreifen?
- Hat sich seither an meiner Einstellung etwas verändert?
- Was treibt mich an?
- Worauf kann ich in belastenden Situationen zurückgreifen, um mich wieder zu motivieren?
- Warum übe ich heute immer noch diesen Beruf aus?

Sie werden staunen, was Sie alles zu Papier bringen. Lesen Sie sich den Text laut vor.

Übung zur progressiven Muskelentspannung

- Nehmen Sie eine bequeme Sitzposition ein.
- Atmen Sie dreimal tief und langsam ein und aus.
- Spannen Sie dann alle Partien Ihres Körpers an, die Sie bewusst beeinflussen können. Steigern Sie diese Spannung, soweit es Ihnen möglich ist. Diese Spannung halten Sie ca. 30 Sekunden lang.

- Dann entspannen Sie schlagartig und fühlen der Entspannungswelle bis in die Peripherie Ihres Köpers nach.
- Nun atmen Sie wieder dreimal tief und langsam ein und aus und wiederholen diese Übung noch ein- bis zweimal.

Diese Übung können Sie nach vorheriger Übung gut im Arbeitsalltag anwenden. Gehen Sie einfach für wenige Minuten ins Bad oder auf die Toilette und führen Sie die Übung durch. Sie werden merken, dass Sie sich danach besser fühlen.

Unbeschwerte Kindheit

Kinder leben einfach. Sie kümmern sich nicht um Normen oder Vorschriften, sondern machen das, was ihnen gerade in den Sinn kommt. Wie beispielsweise nach dem Regen in eine Pfütze springen, sich im Schnee wälzen oder einfach aus Wut auf den Boden stampfen. Manchmal fehlt uns Erwachsenen genau diese Leichtigkeit und Unbeschwertheit. Es kann so richtig befreiend sein, voller Lust beispielsweise in eine Pfütze zu springen und das Regenwasser auf der Haut zu spüren. Seien Sie öfters mal unvernünftig und gönnen Sie sich unbeschwerte Glücksmomente. (Lexa 2013)

Literatur

Albrecht, E. (2010): »Wenn er nur essen würde, dann wäre er bald wieder gesund!« Am Lebensende geht es oft weniger um den physiologischen als um den psychologischen Aspekt des Essens und Trinkens. Praxis Palliative Care (7), S. 8–9.

Bartholomeyczik, S. (2006): Verantwortung – eine Frage der Professionalität. Dr. med. Mabuse (31), S. 51–55.

Clemens, K.E. & Klaschik, E. (2012): Respiratorische Symptome. In: Aulbert, E., Nauck,F., Radbruch, L. (Hrsg.): Lehrbuch für Palliativmedizin. 3. Aufl., Stuttgart: Schattauer, S. 366–384.

Deutsches Netzwerk für Qualitätsentwicklung in der Pflege (DNQP) (Hrsg.) (2010): Expertenstandard Dekubitusprophylaxe – 1. Aktualisierung, Schriftenreihe des Deutschen Netzwerks für Qualitätsentwicklung in der Pflege. Osnabrück: Hochschule Osnabrück.

Deutsches Netzwerk für Qualitätsentwicklung in der Pflege (DNQP) (Hrsg.) (2017): Expertenstandard Dekubitusprophylaxe in der Pflege – 2. Aktualisierung. Schriftenreihe des Deutschen Netzwerks für Qualtiätsentwicklung in der Pflege. Osnabrück: Hochschule Osnabrück.

Feichtner, A. (2006): Stomatitis und Xerostomie. In: Knipping, C. (Hrsg.): Lehrbuch Palliative Care. Bern: Huber, S. 342–349.

Feichtner, A. (2006): Exulzerierende Tumorwunden. In: Knipping, C. (Hrsg.): Lehrbuch Palliative Care. Bern: Huber, S. 350–356.

Feichtner, A. (2006): Pruritus. In: Knipping, C. (Hrsg.): Lehrbuch Palliative Care. Bern: Huber, S. 357–362.

Graf, G. (2006): Dyspnoe. In: Knipping, C. (Hrsg.): Lehrbuch Palliative Care. Bern: Huber, S. 324–330.

Husebö, S. & Klaschik E. (2003): Palliativmedizin. 3. Aufl. Heidelberg: Springer.

Heimerl, K., Heller, A. & Pleschberger, S. (2006): Implementierung der Palliative Care im Überblick. In: Knipping, C. (Hrsg): Lehrbuch Palliative Care. Bern: Huber, S. 50–57.

Heller, A. & Knipping, C. (2006): Palliative Care – Haltungen und Orientierungen. In: Knipping, C. (Hrsg.): Lehrbuch Palliative Care. Bern: Huber, S. 39–47.

Herz, A. v. (2012): Unruhe: eine Herausforderung für Pflegende. Pflegen: palliativ 14, S. 8–12.

Jäckel, H. (2010): Warum Beziehungsaufbau und Biografiearbeit im Hospiz-Alltag schwieriger werden. In: Praxis Palliative Care 6, S. 7–9.

Kränzle, S. (2010a): Professionelle Distanz? Streichen! Praxis Palliative Care (9), S. 48.

Kränzle, S. (2010b): Mundpflege. In: Kränzle, S., Schmid, U. & Seeger C. (Hrsg.): Palliative Care. Handbuch für Pflege und Begleitung. 3. Aufl. Heidelberg: Springer, S. 222–224.

Kränzle, S. (2010c): Atemnot. In: Kränzle, S., Schmid, U. & Seeger, C. (Hrsg.): Palliative Care. Handbuch für Pflege und Begleitung. 3. Aufl. Heidelberg: Springer, S. 275–276.

Kränzle, S. (2010d): Unruhe sterbender Menschen. In: Kränzle, S., Schmid, U. & Seeger, C. (Hrsg.): Palliative Care. Handbuch für Pflege und Begleitung. 3. Aufl. Heidelberg: Springer, S. 286–288.

Kränzle, S. (2010e): Juckreiz. In: Kränzle, S., Schmid, U. & Seeger, C. (Hrsg.): Palliative Care. Handbuch für Pflege und Begleitung. 3. Aufl. Heidelberg: Springer, S. 289.

Langenbach, R., Bausewein, C. & Roller, S. (2007): Gastrointestinale Symptome. In: Bausewein, C., Roller, S. & Voltz, R. (Hrsg.): Leitfaden Palliative Care. München: Urban & Fischer in Elsevier, S. 392–430.

Lexa, N. (2011a): Wirtschaftlichkeit versus Menschlichkeit? Plädoyer für einen sorgsamen Umgang mit den Beschäftigten. Praxis Palliative Care 10, S. 35–37.

Lexa, N. (2011b): Burnout in Palliative Care – ein Thema? Die Hospiz-Zeitschrift 47, S. 32–33.

Lexa, N. (2011c): Pflegerische Interventionen. Pflegen: palliativ 9, S. 11–15.

Lexa, N. (2011d): Professionelle Nähe statt professioneller Distanz! Pflegen: palliativ 10, S. 20–22.

Lexa, N. (2011e): Palliative Wundpflege in der Praxis. Pflegen: palliativ 12, S. 42–45.

Lexa, N. (2013): Burnout und Burnout-Prävention in der Palliative Care. Bern: Huber.

Loewy, E. H. & Loewy, S. R. (2002): Ethische Fragen am Ende des Lebens. Probleme in der letzten Lebensphase und bei sterbenden Menschen. In: Pleschberger, S., Heimerl, K. & Wild, M. (Hrsg.): Palliativpflege. Grundlagen für Praxis und Unterricht. Wien: Facultas, S. 131–142.

Manzeschke, A. (2009): Atemlos von »Fall« zu »Fall« hetzen. Praxis Palliative Care (2), S. 20–22.

Marya, S. (2011): Nur wer gut für sich sorgt, kann für andere sorgen. Ein Selbsthilfe-Leitfaden für pflegenden Fachkräfte und Angehörige. Paranus: Neumünster.

Montag, T. (2011): Wenn das Ende offensichtlich wird. Pflegen: palliativ 12, S. 8–11.

Müller-Busch, H. C. (2006): Palliative Care in der Spezialversorgung. In: Knipping, C. (Hrsg.): Lehrbuch Palliative Care. Bern: Huber, S. 67–72.

Neumann, P. (2012a): Religionen in der Nachbarschaft. Pflegen: palliativ 15, S. 36.

Neumann, P. (2012b): Haus der Weltreligionen. Pflegen: palliativ 15, S. 37–38.
Offermanns, P. (2012): Spiritualität als interkulturelle Herausforderung. Pflegen: palliativ 15, S. 28–31.
Orem, D. (1997): Strukturkonzepte der Pflegepraxis. Berlin: Ullstein Mosby.
Perrar, K. (2012): Medikamentöse Behandlung von Unruhe. Pflegen: palliativ 14, S. 13–15.
Pleschberger, S. & Heimerl, K. (2002): Palliativpflege in der Gesundheits- und Krankenpflegeausbildung. Curriculum, Zeitschrift für Aus- und Weiterbildung 2–3, S. 14–19.
Protz, K. (2011): Grenzerfahrung – Exulzerierende Wunden. Pflegen: palliativ 12, S. 20–23.
Rémi, C. & Bausewein, C. (2013): APM Newsletter, Neuigkeiten von Arzneimitteln in der Palliativmedizin. 09/2013
Roller, S. & Scheytt, C. (2007): Spirituelle Aspekte. In: Bausewein, C., Roller, S. & Voltz, R. (Hrsg.): Leitfaden Palliative Care. München: Urban & Fischer in Elsevier, S. 522–547.
Rumbke, C. (2011): »Muss ich das aushalten?« Übelkeit bei Pflegenden. In: Pflegen: palliativ 9, S. 20–22.
Schenk, M. & Rieger, A. (2010): Multimodale Tumorschmerztherapie. Bremen: UNI-MED-Verlag, S. 84–89.
Schmid, U.(2010a): Prophylaxen. In: Kränzle, S., Schmid, U. & Seeger, C. (Hrsg.): Palliative Care. Handbuch für Pflege und Begleitung. 3. Aufl. Heidelberg: Springer, S. 231–232.
Schmid, U. (2010b): Wundbehandlung. In: Kränzle, S., Schmid, U. & Seeger, C. (Hrsg.): Palliative Care. Handbuch für Pflege und Begleitung. 3. Aufl. Heidelberg: Springer, S. 290–293.
Schmid, U. (2010c): Lymphödem. In: Kränzle, S., Schmid, U. & Seeger, C. (Hrsg.): Palliative Care. Handbuch für Pflege und Begleitung. 3. Aufl. Heidelberg: Springer, S. 294–295.
Sowinski, C. (1996): Grenzsituationen in der Pflege: Nähe und Distanz, Schamgefühl und Ekel. Gero Care Report 5.
Steudter, E. (2012): Besonderheiten von chronischer Verwirrtheit. Pflegen: palliativ 14, S. 25–27.
Strasser, F. (2006): Ernährung und Appetitlosigkeit. In: Knipping, C. (Hrsg.): Lehrbuch Palliative Care. Bern: Huber, S. 257–264.
Student, J.-C. & Napiwotzky, A. (2011): Palliative Care. Wahrnehmen – verstehen – schützen. Stuttgart: Thieme.
Urban, E. (2011): Transkulturelle Pflege am Lebensende. Umgang mit Sterbenden und Verstorbenen unterschiedlicher Religionen und Kulturen. Stuttgart: Kohlhammer.
Völkel, M. (2010): Oberstes Ziel: Wohlbefinden! Müssen die lustvollen Sinneserlebnisse der Appetitlosigkeit zum Opfer fallen? Über die pflegerischen Möglichkeiten bis zuletzt für Genuss zu sorgen. Praxis Palliative Care (7), S. 33–35.

Internet

http://www.dgpalliativmedizin.de/pflege/pflegeleitlinien.html
http://www.palliativ-portal.de/Spiritualität_und_Glaube
http://www.bayerische-stiftung-hospiz.de
http://www.dhpv.de
http://www.stmug.bayern.de/suche/index.htm?q=Palliative+Care&x=0&y=0

Stichwortverzeichnis

A

Amyotrophe Lateralsklerose (ALS) 24, 59
Anamnese 47
Angst 17, 19, 28, 44, 127
Antiemetikum 119
Aphten 47, 55
Atemnot 16, 24, 26, 134
Atheisten 156

B

Basale Stimulation 42, 140
Blutung 70, 76, 81
Borken 45, 57
Buddhismus 154

D

Dekubitus 85, 134
Distanz 21, 67
Dokumentation 37, 87, 142
Dyspnoe 16, 22, 25

E

Ekel 67, 82, 114
Erbrechen 112, 114, 118, 132
Ernährung 117, 125, 128, 131
Exulzerierende Wunden 63, 75

H

Hautpflegeöl 38, 96
Hinduismus 155

I

Islam 153

J

Judentum 155

K

Kinn 151

L

Lagerung 28, 38, 60, 86, 111, 134, 138
Lebensqualität 12, 87, 126, 161
Lippenpflege 45, 62
Lymphödem 31, 33, 36

M

Milch-Honig-Einlauf 109
Multiprofessionelles Team 13, 34
Mundpflege 41, 47, 56, 61
Mundspüllösung 57

Mundtrockenheit (Xerostomie) 43

N

Nähe 14, 20, 137

O

Obstipation 99, 107

P

Palliative Care 12
Palliative Care Team 14
Pruritus 88

R

Rasselatmung 29
Raumbeduftung 84

S

Sekretbildung 64

Selbstpflege 158, 161 f.
Soorinfektion 56

T

Tumorzerfall 71

U

Übelkeit 112

V

Vermehrter Speichelfluss
 (Hypersalivation) 59
Versorgung von Verstorbe-
 nen 145, 149
Verzweiflung 90

W

Wundinfektion 70
Wundversorgung 67 f.